Top im Gesundheitsjob

TOP im Gesundheitsjob – Einfach zum Mitnehmen!

Die Pocketreihe für Berufe im Gesundheitswesen mit Themen für Ihre Karriere und die persönliche Weiterentwicklung.

Top im Gesundheitsjob bietet Ihnen zum schnellen Nachlesen und Anwenden:

- Wissen rund um Themen für eine bessere Ausgangsposition in Gesundheitsberufen
- Autoren aus den Gesundheitsberufen
- Konzentration auf die wesentlichen, für die Umsetzbarkeit wichtigen Inhalte
- Eine kurzweilige und informative Wissensvermittlung
- Selbsttests, Übungen und Trainingsprogramme

Weitere Bände in der Reihe ▶ http://www.springer.com/series/8739

Alexandra Schünemann

Nur gut gemeint?

Gewalt in der Intensivpflege

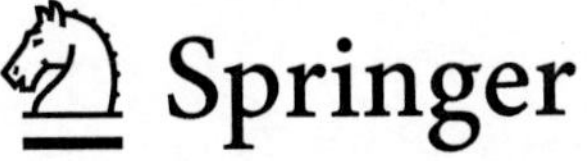

Alexandra Schünemann
Heidelberg, Deutschland

ISSN 2625-9400 ISSN 2625-9419 (electronic)
Top im Gesundheitsjob
ISBN 978-3-662-60573-8 ISBN 978-3-662-60574-5 (eBook)
https://doi.org/10.1007/978-3-662-60574-5

Die Deutsche Nationalbibliothek verzeichnet diese Publikation in der Deutschen Nationalbibliografie; detaillierte bibliografische Daten sind im Internet über ► http://dnb.d-nb.de abrufbar.

Illustrations by Claudia Styrski, München, Bayern, Deutschland
Cartoons: Claudia Styrsky, München
Fotonachweis Umschlag: © Salamatik/Adobe Stock

Springer ist ein Imprint der eingetragenen Gesellschaft Springer-Verlag GmbH, DE und ist ein Teil von Springer Nature.
Die Anschrift der Gesellschaft ist: Heidelberger Platz 3, 14197 Berlin, Germany

Vorwort

Gewalt ist eine sehr sensible Thematik, die besonders in der Pflege verschwiegen wird, um unangenehme Konsequenzen zu vermeiden. Jedoch existiert Gewalt in jeglichen Formen und auf unterschiedlichen Ebenen. Doch wie genau äußert sich Gewalt in der (Intensiv)pflege?

Ein komatöser Patient in intensivmedizinischer Behandlung befindet sich unweigerlich in einer hilflosen Situation – er ist wehrlos. Die Intensivpflegekraft bestimmt anhand der Pflegemaßnahmen über das Wohlergehen des Patienten. Die Beziehung zwischen Patient und Pflegendem ist durch ein Machtgefälle belastet. Die Machtposition obliegt immer dem Pflegenden. Die Möglichkeit, in dieser Rolle aktive sowie passive Gewalt anzuwenden, ist nicht nur gegeben, sondern die Durchführung wird dem Pflegenden durch die wehrlose Situation des Intensivpatienten erleichtert.

Vor allem in den Medien wurde in den letzten Jahren immer wieder ein besonders drastischer Fall von Gewalt in der Intensivpflege thematisiert: der Fall des Krankenpflegers Niels H. Doch diese Episode blieb kein Einzelfall. In der Vergangenheit gab es unzählige Fälle, die in den Medien veröffentlicht wurden. Doch dies sind alles extreme Einzelfälle. Tatsächlich ist es allerdings so, dass Gewalt heutzutage leider ein fester Bestandteil in Kliniken, Pflegeheimen oder Pflegeeinrichtungen ist. Oft geschieht diese Gewalt unbewusst durch die Pflegenden oder Angehörigen. Grund genug, sich mit dem Thema Gewalt im Krankenhaus auseinanderzusetzen.

Gewalt in der Intensivpflege sollte nicht länger als Tabuthema gelten. Dieses Buch soll uns Pflegende aufklären und daran erinnern, dass Gewalt auch im eigenen Pflegebereich möglich ist. Eigentlich an einem Ort, wo am wenigsten Gewalt vermutet wird, denn hier suchen die Patienten Hilfe, Fürsorge und Schutz. Es liegt an jeder einzelnen Pflegekraft selbst, die Augen vor Gewalt nicht zu verschließen und Gewaltpotenziale zu erkennen.

Ich hoffe, dass Ihnen dieses Buch helfen wird, die Menschlichkeit in der Pflege zu bewahren und Ihre ethischen Werte im Alltag nicht zu verlieren.

Ich wünsche Ihnen viel Freude beim Lesen, aber auch Mut, die Augen immer offen zu halten. Denn bitte denken Sie daran: Die Würde des Menschen ist unantastbar.

■ Wichtiger Hinweis

Mit den Berufsbezeichnungen „Pflegende“, „Pflegepersonal“, „Pflegekraft“ oder „Pflegefachkraft“ sind alle Pflegetätigen in den unterschiedlichsten Bereichen gemeint:

- Altenpflegerinnen und Altenpfleger
- Altenpflegehelferinnen und Altenpflegehelfer
- Gesundheits- und Krankenpflegerinnen und Gesundheits- und Krankenpfleger
- Gesundheits- und Krankenpflegehelferinnen und Gesundheits- und Krankenpflegehelfer
- Gesundheits- und Kinderkrankenpflegerinnen und Gesundheits- und Kinderkrankenpfleger
- Pflegende Angehörige

Zudem wurde bei der Verwendung der Begriffe „Pflegebedürftiger", „Patient" und „Pflegeempfänger" zur sprachlichen Vereinfachung und besseren Lesbarkeit lediglich eine Geschlechtsform verwendet. Es sollen sich allerdings beide Geschlechter angesprochen fühlen.

Die Namen der Personen und zugleich der Orte in den Fallbeispielen wurden aus Datenschutzgründen verändert.

Inhaltsverzeichnis

Über die Autorin

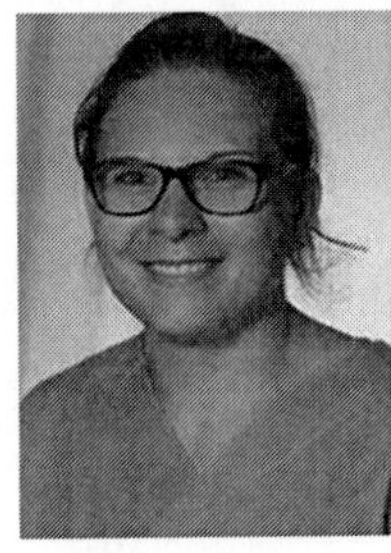

Alexandra Schünemann

ist 2008 für die Ausbildung zur Gesundheits- und Krankenpflegerin nach Heidelberg gezogen. 2011 schloss sie ihre Ausbildung am Universitätsklinikum Heidelberg erfolgreich ab. Seit 2012 ist sie als Gesundheits- und Krankenpflegerin auf der Kardiologischen Intensivstation des Klinikums angestellt. Seither absolvierte sie die Fachweiterbildung zur Anästhesie- und Intensivpflege und zur Ernährungsexpertin sowie die Weiterbildung zur Stationsleitung. Außerdem erhielt sie 2017 den Hanse-Pflegepreis für ihre fachpraktische Arbeit „Gewalt in der Intensivpflege – Ein Grenzakt zwischen Ethik und Macht". Aktuell ist Alexandra Schünemann stellvertretende Stationsleitung der Kardiologischen Intensivstation. Nebenbei ist sie als freie Dozentin im Bereich Diabetes und Gewalt in verschiedenen Einrichtungen/Kliniken tätig.

Abkürzungsverzeichnis

COPD	chronic obstructive pulmonary disease(chronisch obstruktive Lungenerkrankung)
DCMP	dilatative Kardiomyopathie
FN	feuchte Nase
ICN	International Council of Nurses
LAD	left anterior descending
min	Minuten
PA	Praxisanleitung
PEG	perkutane endoskopische Gastrostomie
RCA	right coronary artery
WHO	World Health Organisation(Weltgesundheitsorganisation)
ZQP	Zentrum für Qualität in der Pflege

Gewalt in der Pflege – undenkbar?

A. Schünemann, *Nur gut gemeint?*, Top im Gesundheitsjob,
https://doi.org/10.1007/978-3-662-60574-5_1

■ Kennen Sie das auch?

Sie befinden sich auf einer Intensivstation und betreuen im Frühdienst drei Intensivpatienten, von denen zwei im künstlichen Koma und beatmet sind und einer gerade von Ihnen frisch extubiert wurde. Er ist wach, spontan, ansprechbar und bereits zu fast allen Qualitäten orientiert. Sie haben ihn darüber informiert, wo er sich momentan befindet, was am letzten Donnerstag vorgefallen ist und warum er eigentlich hier bei Ihnen auf Station ist. Zudem haben Sie ihm die Klingel in die Hand gegeben und sich für Ihre Pause abgemeldet. Jetzt sitzen Sie im Stationsstützpunkt und beißen in Ihr Brot, trinken Ihren Kaffee und unterhalten sich mit Ihren Kollegen über das bevorstehende Wochenende. Und dann passiert es – die Klingelanlage piept – und stört sie regelrecht bei der Pause. „Kein Problem", denken Sie sich, „es kann nur mein Patient sein, ich geh mal schauen, was er möchte." Es war tatsächlich Ihr Patient, der über Unwohlsein und Übelkeit klagt. Sie geben dem Stationsarzt Bescheid und richten ein Medikament gegen Übelkeit. Kurz nachdem Sie sich wieder zur Pause gesetzt haben, klingelt der Patient erneut und klagt über Bauchschmerzen. Er möchte gern die Bettpfanne, eventuell wird es nach dem Stuhlgang besser. Sie helfen dem Patienten auf die Bettpfanne und gehen zurück in den Pflegestützpunkt zu Ihren Kollegen. Nach einigen Minuten klingelt der Patient erneut. Ihre Kollegen fangen bereits an, diverse Kommentare zu machen. „Warum klingelt der denn ständig, hat er nicht verstanden, dass wir jetzt Pause machen? Der kann ruhig mal warten und soll sich nicht so anstellen." Sie geben Ihren Kollegen recht, denn schließlich möchten Sie in Ruhe Ihre Pause beenden. Also machen Sie die Klingelanlage im Stützpunkt aus, um nicht weiterhin von dem nervigen Piepsen gestört zu werden.

Sie ignorieren bewusst die Klingel und somit die Bedürfnisse Ihres Patienten. Lassen ihn absichtlich warten und nutzen Ihre Machtposition in der Pflegebeziehung aus. Auch, wenn Ihr Patient nicht akut zu Schaden gekommen ist und „lediglich" etwas länger warten musste, haben Sie Gewalt in der direkten Form anhand der aktivenVernachlässigung angewandt. Ihre Macht als Pflegender haben Sie schamlos ausgenutzt und über das Wohlbefinden des Pflegeempfängers entschieden.

Doch wie konnte es dazu kommen? War Ihnen die Situation nicht bewusst? Haben Sie sich von Ihren Kollegen beeinflussen lassen? Oder hat sich Ihr Pflegeverständnis in den letzten Jahren verändert?

All diese Fragen und noch viele mehr sollen in diesem Buch für Sie beantwortet werden.

Pflegende in der Machtposition

A. Schünemann, *Nur gut gemeint?*, Top im Gesundheitsjob, https://doi.org/10.1007/978-3-662-60574-5_2

Warum befinden sich Pflegende – egal, ob sie in Kliniken, Pflegeeinrichtungen oder in den eigenen vier Wänden tätig sind – automatisch in einer Machtposition?

Als Grundlage für Pflegende in Machtpositionen muss das Verhältnis in jeder Pflegebeziehung betrachtet werden, also das Verhältnis zwischen dem Pflegenden und dem zu Pflegenden, folglich dem Patienten.

In der Pflege sollte der Patient im Mittelpunkt stehen. Er benötigt aufgrund einer Erkrankung oder einer akuten lebensbedrohlichen Situation Hilfe, die er in unterschiedlichsten Ausführungen vom Pflegenden empfängt. Der Pflegeempfänger befindet sich in einem hilflosen Zustand und ist auf die Unterstützung des Pflegenden angewiesen und somit abhängig. Der Pflegende entscheidet also anhand der Pflegemaßnahmen, bei welchen Aktivitäten und in welchem Ausmaß der Patient Unterstützung erhalten wird. Die Entscheidungsgewalt über das pflegerische Handeln obliegt in den Pflegebeziehungen dem Pflegenden.

Beispiel

Pfleger Tobias hat Frühdienst auf der Intensivstation. Er wird zwei beatmete Patienten betreuen. Bei der Patienteneinteilung zu Beginn der Schicht wird festgelegt, dass Tobias heute die dritte Pause von 9:30–10:00 Uhr machen wird. Nach der großen Übergabe im Stützpunkt geht er in sein Zimmer und lässt sich vom Kollegen der Nachtschicht berichten, wie die Nacht für seine zwei Patienten war und was heute im Tagesverlauf aus ärztlicher und pflegerischer Sicht geplant ist. Er erfährt, dass bei einem Patienten gegen 11 Uhr eine Bronchoskopie geplant ist und der andere Patient Weaningstufe 6 (2 × 240 min FN) bestenfalls erfolgreich absolvieren soll. Anhand dieser Informationen plant sich Pfleger Tobias seinen Schichtablauf und beachtet dabei auch seine feste Pausenzeit. Er beschließt, dass er den Patienten, der sich im Weaning befindet, zuerst pflegerisch versorgen und im Anschluss mobilisieren wird, sodass er zu Beginn des Weanings komplett versorgt ist und in einem therapeutischen Sessel sitzen wird. Pfleger Tobias geht davon aus, dass es dem Patienten dadurch leichter fallen wird, sich von der Beatmungsmaschine zu entwöhnen. Nachdem er mit dieser Versorgung fertig ist, wird er die Pause antreten. Nach der Pause wird sich Pfleger Tobias dem zweiten Patienten widmen, der in einer Stunde die Bronchoskopie erhalten soll. Auch dieser wird pflegerisch versorgt und in den Pilotsitz gelagert. Bis zum Ende seines Dienstes wird Pfleger Tobias noch mehrere pflegerische Tätigkeiten an seinen Patienten ausüben, sei es das Verabreichen von Medikamenten zu vorgegebenen festen Zeiten, Mundpflege oder das Einhalten von hygienischen Wechselfristen der Infusionssysteme. Am Ende des Dienstes wird Pfleger Tobias zufrieden und stolz Übergabe machen, da er alle seine Ziele im heutigen Dienst erfolgreich erreicht hat.

Im Beispiel vom Pfleger Tobias ist eindeutig zu erkennen, dass er in der Pflegebeziehung zu seinen zwei Patienten die Entscheidungsgewalt hat. Denn er hat für seinen optimalen Schichtablauf unter Berücksichtigung aller geplanter Maßnahmen – Weaning, Pause, Bronchoskopie – beschlossen, wann und vor allem wie er welche Pflegemaßnahmen durchführen wird.

Die Beziehung zwischen einem Pflegeempfänger und einem Pflegenden benötigt ein gewisses Maß an Vertrauen, sodass die Pflege angenommen werden und somit auch wirksam sein kann. Patienten sind durch Erkrankungen in der Regel nicht mehr in der Lage, allen Aktivitäten des Lebens eigenständig nachzugehen. In vielen Pflegebeziehungen wird teilweise oft von einem blinden Vertrauen gesprochen.

Beispiel

Frau Maus ist Patientin auf einer kardiologischen Allgemeinstation. Sie kam gestern über den Notarzt in die Notaufnahme und gab thorakale Schmerzen mit Dyspnoe und Übelkeit an. Die 81-jährige Patientin lebt allein, wird aber von ihrer Tochter mehrmals täglich in vielen Bereichen unterstützt. Frau Maus hat noch am selben Tag der Krankenhausaufnahme eine Herzkatheter-Untersuchung mit insgesamt drei Stents auf der LAD und RCA erhalten. Pflegerin Luisa betreut Frau Maus heute im Frühdienst und ist gerade dabei, die Morgentabletten vom Nachtdienst zu kontrollieren, um sie später mit dem Frühstück zu verabreichen. Zu der gewohnten Medikation sind nun zwei weitere Tabletten hinzugekommen – ASS® und Brilique®. Frau Maus erhält das Frühstück und die neue morgendliche Medikation. Sie fragt sich, was das für neue Tabletten sind, da sie ganz genau weiß, dass sie morgens eigentlich nur vier Tabletten einnehmen muss. Pflegerin Luisa erkennt direkt die verunsicherte Reaktion und klärt auf, dass Frau Maus ab heute eine neue Medikation erhalten wird und sie sich keine Sorgen machen muss, denn es hat alles seine Richtigkeit. Sie rät aber auch zeitgleich, dass sie die neue Medikation während der Visite ansprechen kann und somit nochmals eine Aufklärung durch das ärztliche Team erhalten wird. Frau Maus ist erst einmal zufrieden, bedankt sich für die Information und nimmt die Tabletten ein (s. ◘ Abb. 2.1).

In diesem Beispiel von Frau Maus und Pflegerin Luisa wird deutlich, dass die Beziehung zwischen Patient und Pflegekraft von einem hohen Maß an Vertrauen geprägt sein muss. Frau Maus befindet sich in einer ungewohnten Situation, in einem fremden

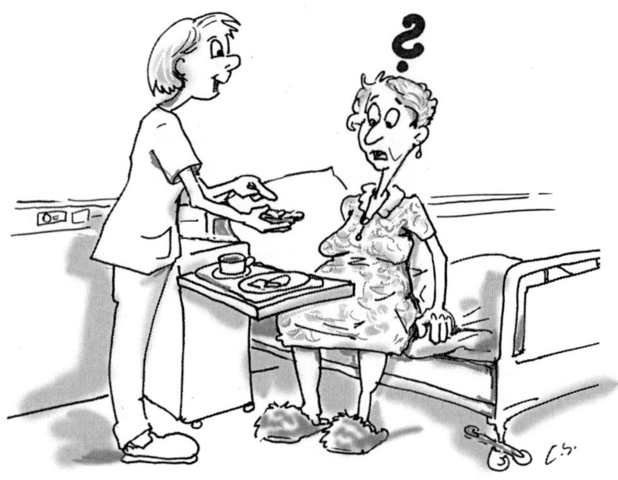

Abb. 2.1 Patienten-Pflege-Situation

Umfeld. Hinzu kommt, dass sich die Medikation auf einmal verändert hat, was ihr Sorge bereitet. Pflegerin Luisa erkennt die Unsicherheit und nimmt eine beratende Position in der Beziehung ein. Sie klärt die Patientin auf und gibt Ratschläge. Frau Maus hat in dieser Situation verschiedene Möglichkeiten zu reagieren:

1. Frau Maus vertraut Pflegerin Luisa und nimmt die Tabletten ohne Nachfrage und Zweifel ein. Hier ist die Beziehung durch ein blindes Vertrauen gekennzeichnet.
2. Frau Maus ist zwar im ersten Augenblick verunsichert, lässt sich aber nach einem klärenden Gespräch mit Pflegerin Luisa überzeugen. In dieser Beziehung ist das Vertrauen nicht von Anfang an komplett gegeben, sondern es entwickelt sich erst im Laufe eines beratenden Gespräches zu Pflegerin Luisa.
3. Frau Maus ist durch die ungewohnte Umgebung und Situation so sehr verunsichert, dass sie Pflegerin Luisa

nicht glaubt, dass da noch zwei weitere Tabletten hinzugekommen sind. Auch nach einem klärenden Gespräch versteht sie die aktuellen Gegebenheiten nicht und verweigert die Tabletteneinnahme. Pflegerin Luisa kann in dieser Beziehung auch durch Gespräche keine Einnahme der Medikation erreichen, denn hier ist nur eine geringe bis keine Vertrauensbasis vorhanden.

Die Pflegebeziehung ist ein Verhältnis, das zwischen Pflegenden und Patienten auf unfreiwilliger Basis zufällig entstanden ist. Keiner der Betroffenen hat sich diese Beziehungsebene ausgesucht. Das Vertrauen oder das Zwischenmenschliche hatte keine Möglichkeit, sich über einen längeren Zeitraum zu entwickeln. Natürlich können sich die Beziehungspartner sympathisch sein und eine gute menschliche Ebene gefunden haben. Allerdings ist es genauso gut möglich, dass eine Antipathie herrscht und die Betroffenen erst eine gewisse gemeinsame Zeit benötigen, um eine zwischenmenschliche Ebene miteinander aufzubauen.

Doch in der Pflegebeziehung wird einem oft keine Wahl gelassen. Der Patient ist der Patient und wird von der entsprechenden Pflegekraft betreut. Hinzu kommt, dass Pflegebeziehungen in den meisten Fällen nicht ohne körperliche Nähe möglich sind. Viele Maßnahmen sind von körperlichen, teilweise sehr intimen Handlungen geprägt. Diese lassen dem Pflegeempfänger in seiner Intimsphäre nur wenig Spielraum. Solch eine Stufe der Beziehung entwickelt sich üblicherweise über einen längeren Zeitraum, der für diese Entwicklung auch eine gewisse Basis an Vertrauen voraussetzt. Genau diese Ausgangssituation macht es oft so schwierig (vgl. Osterbrink und Andratsch 2015, S. 158 f.).

Den wesentlichen Bestandteil einer Pflegebeziehung stellt somit die Beziehungsarbeit zwischen dem Pflegenden und dem Patienten dar. Diese Aufgabe stellt die Betroffenen oft vor eine große Herausforderung, die mit einer gewissen Erwartungshaltung verknüpft ist (s. ◘ Tab. 2.1) (Osterbrink und Andratsch 2015, S. 27 f.).

Tab. 2.1 Beziehungsarten in einer Pflegebeziehung

1	**Zwischenmenschliche, persönliche Beziehung** = Grundeinstellung des Pflegenden gegenüber dem Pflegebedürftigen	Der Pflegende agiert anhand seiner Kompetenzstufe individuell mit jedem einzelnen Pflegebedürftigen. Faktoren wie Sympathie, aber auch Mitleid beeinflussen die Beziehung positiv wie auch negativ. Die Wahrung der emotionalen Distanz gegenüber dem Pflegebedürftigen darf vom Pflegenden nicht außer Acht gelassen werden
2.	**Kongruente Beziehung** = Beschreibung des gemeinsamen Pflegeziels	Die Beziehung ist gekennzeichnet durch das gemeinsame Erreichen eines Pflegeziels. Hier ist ein hohes Maß an Vertrauen beider Seiten gegeben. Der Patient arbeitet aktiv an den Pflegemaßnahmen mit, sodass der Pflegende sich in seinen Pflegehandlungen unterstützt und akzeptiert fühlt. Im Mittelpunkt steht der Pflegeprozess des Patienten, der sich an der Genesung orientiert

(Fortsetzung)

Tab. 2.1 (Fortsetzung)

3.	**Heilende Beziehung** = positives Ergebnis der Pflegebeziehung	Stehen sich die Betroffenen der Pflegebeziehung in einem positiven Verhältnis gegenüber, so trägt dieses als therapeutische Wirkung zu einem Genesungsprozess bei. Besonders bei Patienten mit chronischen Erkrankungen kann diese Beziehungsebene heilend sein

Zusammenfassend ist die Pflegebeziehung eine sehr spezielle Beziehung. Sie ist zwischen den Betroffenen zufällig entstanden und setzt für eine adäquate Pflege Vertrauen von beiden Seiten voraus. Zusätzlich ist sie geprägt von verschiedenen Gefühlen – Empathie, Mitgefühl und teilweise auch Mitleid. Sie hat aber zugleich ein hohes Konfliktpotenzial, wenn die Voraussetzungen für eine gute Pflegebeziehung nicht gegeben sind. Es entstehen für beide Seiten Belastungen durch verschiedene Faktoren, die diese Pflegebeziehung zu einer Beziehung ganz besonderer Art machen.

2.1 Asymmetrisches Beziehungsverhältnis

Die Beziehung zwischen Pflegekraft und Patient ist im Wesentlichen durch die Pflegebedürftigkeit des Patienten gekennzeichnet. Der Patient ist krank und benötigt Hilfe, um seine Aktivitäten des täglichen Lebens ausführen zu können. Die Pflegekraft hingegen ist sich der Pflegebedürftigkeit des Patienten bewusst. Sie weiß und spürt in ihren Handlungen und Maßnahmen, dass sie vom Pflegeempfänger gebraucht wird, sodass sie in einem bestimmten Rahmen entsprechende Hilfestellungen leistet.

Ausgehend von der Pflegenotwendigkeit des Patienten steht die Beziehung zwischen Pflegeempfänger und Pflegendem immer in einem asymmetrischen Verhältnis. Diese Asymmetrie ist abhängig von verschiedenen Fragestellungen hinsichtlich des Patienten und der Pflegekraft.

Im Hinblick auf den Patienten sind folgende Fragestellungen zu betrachten:

- Wodurch ist das Krankheitsbild des Patienten gekennzeichnet?
- Wie viel Pflege und in welchem Ausmaß wird er für seine Genesung oder Behandlung benötigen?
- Welche Pflegeeinrichtung oder Abteilung kann ihm die benötigte Therapie ermöglichen?

In Bezug auf die Pflegekraft werden folgende Eigenschaften beurteilt:

- Erfahrungsbereich: Mit welcher Kompetenzstufe handelt die Pflegekraft?
- Engagement: Inwieweit zeigt sich die Eigenmotivation im sozialen Handeln?
- Teamfähigkeit: Sind die sozialen Eigenschaften wie emotionale Intelligenz, Kommunikationsfähigkeit, Kooperationsfähigkeit oder Kritikfähigkeit vorhanden?
- Flexibilität: Ist die Pflegekraft in der Lage, sich auf neue Situationen, teilweise oft unvorhersehbare Anforderungen einzustellen und diese als Herausforderung zu sehen?
- Empathie: Müssen Pflegende unendlich viel Empathie geben können?
- Bereitschaft zur Pflege: Wird der Pflegeberuf aus dem sozialen Motiv des Helfens ausgeführt, oder ist es „nur" ein Beruf?

Zusammenfassend betrachtet ist die Asymmetrie in der Beziehung im Großen und Ganzen von dem Pflegeverständnis des Pflegenden abhängig.

Das Pflegeverständnis beschreibt individuell, wie jede einzelne Pflegekraft für sich den Bereich der Pflege definiert. Es zeichnet sich im Verhalten und Handeln der Pflegekraft in jeder Pflegesituation ab. Das Pflegeverständnis entwickelt sich durch bestimmte Wertvorstellungen und wird durch verschiedene Faktoren geprägt:

- Menschenbild
- Aufgabenbild der Pflege
- Vorbildfunktionen
- Kompetenzbereiche: fachlich, methodisch, sozial, personal
- Fähigkeiten: Wahrnehmung, Beobachtung, Kommunikation, Kritik, Beziehung
- Selbsteinschätzung und Selbstreflexion
- Leitbilder von Institution/Station/Bereich

Die Grundlage des Pflegeverständnisses ist die eigene Werteorientierung, die besonders in der Entwicklung des Menschen individuell durch die oben genannten Faktoren geprägt wird.

Befindet sich nun ein Patient in intensivmedizinischer Behandlung, verschiebt sich die asymmetrische Machtbeziehung besonders stark in Richtung Pflegeperson. Der Patient ist schwer krank, hilflos und in einer wehrlosen Situation. Die Pflegekraft führt ärztliche Anordnungen aus und entscheidet teilweise über eigene Therapieansätze anhand der Pflegemaßnahmen. Sie bestimmt somit zu einem nicht unerheblichen Anteil über das Wohlergehen des Patienten.

Somit ist die Machtposition deutlich vergeben. Diese resultiert aus der Pflegebedürftigkeit des Patienten. Der Umstand des asymmetrischen Verhältnisses zwischen der Pflegekraft und dem Patienten deutet auf eine sehr sensible und konfliktbehaftete Beziehung hin. Es entstehen Belastungen auf beiden Seiten, die durch bestimmte Belastungsfaktoren zu Eskalationen in der Beziehung führen können. Somit entsteht ein Potenzial zur Entwicklung von Gewalt, welche von verschiedenen Rahmenbedingungen beeinflusst wird (vgl. Osterbrink und Andratsch 2015, S. 27). Diese Rahmenbedingungen werden in ▶ Kap. 3 erläutert.

Doch wie wird das asymmetrische Beziehungsverhältnis zwischen Pflegendem und Pflegeempfänger sichtbar?

Das Machtgefälle in der Pflegebeziehung zeigt sich in unterschiedlichster Ausführung auf den verschiedensten Ebenen. Der Grundsatz ist immer durch den Pflegenden, der den Pflegeempfänger unterstützen möchte, gekennzeichnet (s. ◘ Tab. 2.2) (vgl. Bohn 2015, S. 59 f.).

2.2 Die Pflegekraft auf (Intensiv)Station

Das Berufsbild der ganzheitlichen Pflege umfasst die Versorgung und Betreuung von Menschen aller Altersgruppen. Kranke, behinderte und sterbende Menschen erhalten pflegerische Maßnahmen zur Förderung des Genesungsprozesses, zur Verhütung von weiteren Krankheiten oder der Linderung von Schmerzen. Das große Ziel der Gesundheits- und Krankenpflege ist die Wiederherstellung der selbstbestimmten Lebensgestaltung der Betroffenen sowie die Erhaltung und Förderung der Gesundheit.

Eine Pflegekraft wird als eine im Gesundheitswesen beschäftigte Person beschrieben, die sich grundsätzlich am Motiv des Helfens orientiert. Sie will kranken und hilfsbedürftigen Menschen in speziellen Lebenssituation unterstützen und diesen somit helfen (vgl. Kienzle und Paul-Ettlinger 2012, S. 52). Pflegende stehen immer in einer Beziehung mit Menschen, die sich in Krisensituationen ihres Lebens befinden. Diese Situationen sind mitunter geprägt von Krankheit, Behinderungen oder einem Sterbeprozess. Für diese besondere Beziehung und den daraus entstehenden Aufgabenbereich der Pflege beschreibt der ICN-Ethikkodex eine Basis für das Verhalten für Pflegende.

■ **Tab. 2.2** Ausdruck des asymmetrischen Beziehungsverhältnisses

Ausdruck des asymmetrischen Beziehungsverhältnisses	
Kommunikation	Die Pflegekraft übernimmt den aktiven Part in der Kommunikation mit dem Pflegeempfänger. Sie stellt Fragen und führt die Gespräche. Der Pflegeempfänger agiert vorrangig mit Antworten und stellt selten Fragen
Scham	Die Pflegekraft ist immer angemessen bekleidet, wohingegen der Pflegeempfänger mehrmals am Tag die Kleidung wechseln muss oder sich gewisse Situationen ergeben, in denen er sich entkleiden muss
Einschränkung der gewohnten Freiheit	Der Tagesablauf und die Tagesstruktur des Pflegeempfängers sind fremdbestimmt durch die jeweiligen Abläufe der Pflegeeinrichtung. Die Zeiten für Körperpflege, Nahrungsaufnahme, Freizeitaktivitäten oder Beschäftigungsangebote werden durch die Pflegenden bestimmt
Wahl des Beziehungspartners	Der Pflegeempfänger kann sich seinen Partner in der Pflegebeziehung in der Regel nicht aussuchen oder hat kein Wahlrecht. So kann es sein, dass er von einem Pflegenden betreut und unterstützt wird, der ihm unsympathisch ist

(Fortsetzung)

Tab. 2.2 (Fortsetzung)

Ausdruck des asymmetrischen Beziehungsverhältnisses	
Umgebung	Der Pflegeempfänger hat in der Regel kein Mitspracherecht bei der Wahl der Umgebung. Zimmer in Pflegeeinrichtungen müssen oft mit anderen Pflegeempfängern geteilt werden, so auch die sanitäre Einrichtung. Auf Intensiv- oder IMC-Stationen kann es auch vorkommen, dass keine gleichgeschlechtlichen Zimmer existieren
Generationskonflikt	In den meisten Pflegeeinrichtungen sind die Pflegenden erheblich jünger als die Pflegeempfänger. Das Verständnis in vielen Lebensbereichen, aber auch die Lebenseinstellung ist bei jüngeren Generationen anders geprägt als beim Pflegeempfänger. Die Wahrscheinlichkeit, dass sich ein Generationskonflikt entwickelt, kann sehr hoch sein

Grundlegend haben Pflegende vier Hauptaufgaben:

1. Förderung der Gesundheit
2. Verhütung von Krankheit
3. Wiederherstellung der Gesundheit
4. Linderung von Leiden

Diese Aufgaben sollten unter Berücksichtigung folgender Punkte durchgeführt werden:

- Achtung der Menschenrechte
- das Recht auf Leben, Würde und respektvolle Behandlung
- ohne Rücksicht auf das Alter, Behinderung oder Krankheit, Geschlecht, Glauben, Hautfarbe, Kultur, Nationalität, politische Einstellung, sozialen Status (vgl. Kellnhauser et al. 2004, S. 8)

Die Pflegekraft auf der Intensivstation arbeitet ebenfalls nach den ICN-Hauptaufgaben, auch wenn der komatöse Patient durch die eingeschränkte Kommunikation nicht immer ein Pflegefeedback geben kann. Daher sollte besonders im intensivmedizinischen Bereich der ICN-Ethikkodex immer präsent in den Köpfen der Pflegenden sein, sodass bewusst danach gepflegt werden kann.

Zudem ist der Pflegeberuf von Erwartungen verschiedener Berufsgruppen, Angehöriger oder der Familie/Freunde geprägt. Diese Erwartungen stehen in einem engen Zusammenhang mit dem Pflegeverständnis und den Werteorientierungen. Zusätzlich gibt der Arbeitgeber (Klinik, Pflegeeinrichtung etc.) seine spezifischen Erwartungen durch Leitbilder oder Leitlinien an die jeweiligen Pflegekräfte vor (s. ◘ Abb. 2.2 und 2.3) (vgl. Hartdegen 1996, S. 108 f.).

Dies ist nur ein kleiner Auszug aus den Erwartungen an das Pflegepersonal. Grundsätzlich spiegeln die Erwartungen aber die jeweiligen Einstellungen zum ausgeübten Beruf wider. Die Pflegekraft ist sich den verschiedenen Erwartungen bewusst und entscheidet anhand der entsprechenden

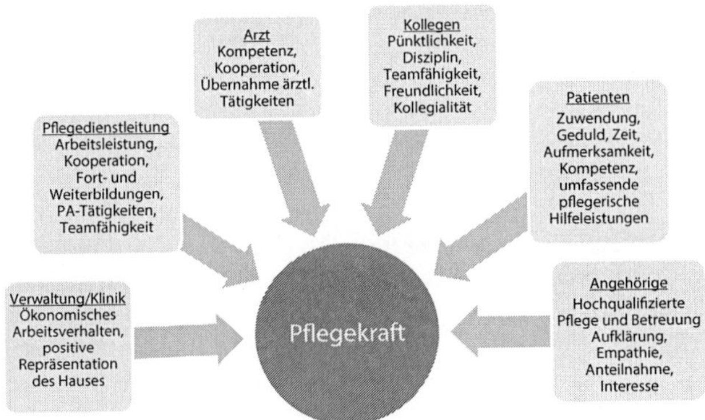

◘ **Abb. 2.2** Erwartungen an das Pflegepersonal

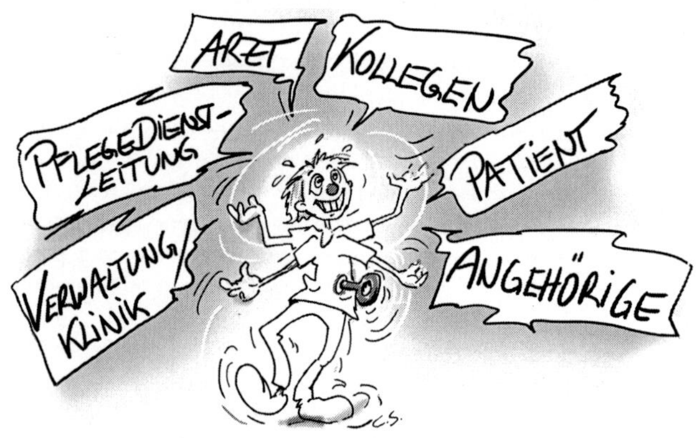

Abb. 2.3 Die perfekte Pflegekraft

Maßnahmen, wie sie den Erwartungshaltungen gerecht werden kann. Dabei steht der Patient immer im Mittelpunkt. Dennoch kann für Pflegende ein Konflikt entstehen, wenn sie die Vorstellungen nicht erfüllen können. Hierbei ist es sehr wichtig, dass jede Pflegekraft Prioritäten setzten kann. Dies ist allerdings keine Eigenschaft, die nach Abschluss der Ausbildung grundsätzlich vorhanden ist. Prioritäten im Pflegebereich setzten zu können, teilweise zu müssen, erfordert ein hohes Maß an Erfahrungen und somit den Kompetenzbereich der jeweiligen Pflegekraft.

Die klassischen Erwartungen an Eigenschaften einer Pflegekraft reichen mehrere Jahrzehnte zurück und haben sich teilweise bis ins 21. Jahrhundert nicht verändert. Noch heute sollte die Rolle der Pflegenden durch Merkmale wie Klugheit, Bildung, Gelassenheit, Geduld, Freundlichkeit, Sauberkeit, Pünktlichkeit, starke Nerven, Zuverlässigkeit, Ordnungsliebe und weitere geprägt sein. Dennoch hat sich in den letzten Jahren die Rolle der Pflegenden verändert, geradezu professionalisiert. Hochqualifizierte Fähigkeiten kommen den Fort- und Weiterbildungen zugute und auch die akademisierende Entwicklung im Pflegebereich wird gefördert. Diese durchaus positive Entwicklung in der Rolle der Pflegekraft sollte dennoch die besonderen Fähigkeiten oder Eigenschaften nicht verdrängen.

■ Erfahrungsbereich: Mit welcher Kompetenzstufe handelt die Pflegekraft?

Patricia Benner, eine amerikanische Pflegewissenschaftlerin, beschreibt in ihrem 5-Stufen-Modell die Entwicklung jeder Pflegekraft vom Anfänger bis hin zum Experten anhand des Erwerbes von Kompetenzen durch Erfahrungen (s. ◘ Abb. 2.4) (vgl. Forster 2017, S. 56 ff.; Brand-Hörsting o. J., S. 3 ff.).

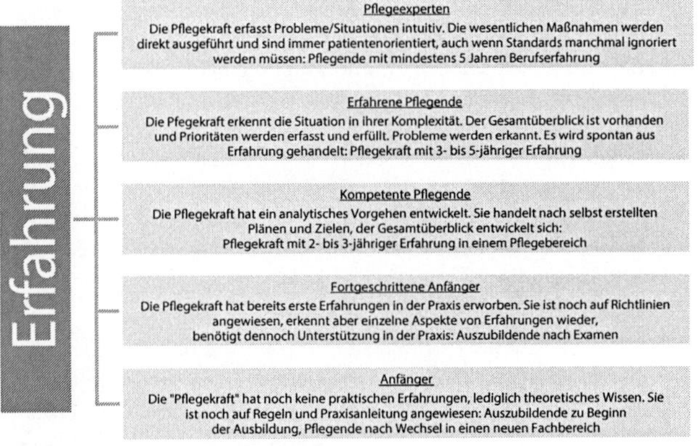

◘ **Abb. 2.4** 5-Stufen-Modell nach Benner

Engagement: Inwieweit zeigt sich die Eigenmotivation im sozialen Handeln?

Engagement in der Pflege beschreibt nicht nur eine Eigenschaft, die nahezu jeder Pflegende besitzt. Dieser Wesenszug kennzeichnet diverse Verhaltensweisen, die zum Engagement dazugezählt werden müssen. Engagement ist ein Wort mit vielen Bedeutungen, dennoch funktioniert es nur in Verbindung mit Motivation und Zufriedenheit. Denn der Willen zum persönlichen Einsatz kommt nicht von allein.

Beispiel

Gesundheits- und Krankenpflegerin Sarah arbeitet seit 3 Jahren auf einer chirurgischen Intensivstation. In diesen 3 Jahren konnte sie viele Erfahrungen im praktischen Bereich sammeln und somit auch ihr theoretisches Wissen festigen. Allerdings merkt sie während der PA-Tätigkeit mit Auszubildenden, dass ihr detailliertes theoretisches Fachwissen fehlt. In ihrer Klinik gibt es die Möglichkeit zur Fachweiterbildung im Anästhesie- und Intensivbereich, wofür sich Pflegekraft Sarah bewerben möchte. Um zu erfahren, wie die Rahmenbedingungen und Inhalte der Fachweiterbildung aufgebaut sind, vereinbart sie einen Termin mit ihrer Stationsleitung. Sarah berichtet ihrer Leitung, dass sie sich unbedingt im intensivmedizinischen und auch anästhesiologischen Bereich weiterbilden möchte und ein starkes Interesse hat, ihre theoretischen Wissensdefizite auszugleichen. Besonders in der PA-Tätigkeit habe sie bemerkt, dass es sie oft unzufrieden macht, wenn sie keine adäquaten Antworten geben kann.

Möchten Pflegende – wie Sarah im oben genannten Beispiel – ihr Fachwissen mit Fort- oder Weiterbildungen erweitern, so haben sie ein gewisses Maß an Eigenmotivation. Diese Motivation kann durchaus von verschiedenen Faktoren geprägt sein: Wissensdurst, „Stehenbleiben im Beruf", eigene Zielformulierungen für die Zukunft oder Unzufriedenheit durch mangelndes Fachwissen. Dennoch muss ein bestimmtes Maß an Triebkraft vorhanden sein, um Engagement deutlich zu machen.

Teamfähigkeit: Sind die sozialen Eigenschaften wie emotionale Intelligenz, Kommunikationsfähigkeit, Kooperationsfähigkeit oder Kritikfähigkeit vorhanden?

Die Teamfähigkeit beschreibt das Verhalten einer Person, um sich konstruktiv und sozial in einer Gruppe integrieren zu können. Für dieses Verhalten werden die eigenen Kompetenzen in Verbindung mit den anderen Gruppenmitgliedern zugunsten des gemeinsamen Ziels eingesetzt. Das bedeutet: Bestimmte soziale Eigenschaften müssen vorhanden sein, damit eine Person teamfähig sein kann (vgl. Bärbel Ekert 2019, S. 218 ff.).

Praxistipp

Teamfähig bist du, wenn du …

- … respektvoll und tolerant mit unterschiedlichen Meinungen umgehen kannst
- … versuchst, bei Problemen Kompromisse zu finden
- … Kritik annehmen kannst, ohne sie persönlich zu nehmen
- … Rücksicht auf schwächere Gruppenmitglieder nehmen kannst
- … Streit in der Gruppe schlichten kannst
- … gemeinsam mit anderen ein Ziel verfolgen kannst

Flexibilität: Ist die Pflegekraft in der Lage, sich auf neue Situationen, teilweise oft unvorhersehbare Anforderungen einzustellen und diese als Herausforderung zu sehen?

Flexibilität stammt vom lateinischen Verb *flectere* ab und bedeutet „biegen" oder „beugen". Flexibilität beschreibt also die Eigenschaft von Menschen, sich auf neue Herausforderungen oder Umstände in ihrer Umwelt einzustellen oder dementsprechend anzupassen.

Beispiel

Pfleger Anton hat heute Spätdienst auf einer urologischen Allgemeinstation. Er kommt auf Station ins Stationszimmer und möchte sich an den Tisch setzen, um mit seinen Kollegen die Übergabe vom Frühdienst zu erhalten. Kaum hat er Platz genommen, kommt die Stationsleitung auf ihn zu und überbringt Anton die Nachricht, dass er heute auf der Nachbarstation seinen Spätdienst verrichten darf. Anton ist verärgert über diese Anweisung, denn schließlich war er seit seiner Ausbildung auf keiner anderen Station mehr. Er weiß gar nicht so recht, was er davon halten soll, denn schließlich kennt er doch die Abläufe, Standards und Krankheitsbilder der Station nicht. Anton ist verunsichert und macht sich große Sorgen, ob er sich dieser spontanen Herausforderung stellen kann.

Flexibilität ist keine übernatürliche Gabe, viel eher beruht sie auf Verhaltensmustern, die sich im Laufe des Lebens oder der Berufserfahrung antrainieren lassen. Sie ist eine Entscheidung, zu der der eigene Wille und die eigene Motivation beitragen können.

Was kann ich tun, um flexibler zu werden?

Stell dich deinen Ängsten:

- Was kann schon im schlimmsten Fall passieren, wenn ich jetzt auf die Nachbarstation gehe?

- Wie haben das meine Kollegen in der Vergangenheit gemeistert?
- Wie habe ich mich als Auszubildender auf neue Stationen eingelassen? Da kannte ich die Abläufe, Standards und Krankheitsbilder auch nicht.

Erinnere dich an bestimmte Wendepunkte/Veränderungen in deinem Leben:

- Waren alle Veränderungen bisher schlecht oder gab es auch positive Entwicklungen?
- Haben mich diese Veränderungen in meinem Leben weitergebracht?

Praxistipp

Je mehr positive Veränderungen du erkennst, desto eher wird dir bewusst, dass sie keine Bedrohung sein müssen, sondern im Gegenteil die eigene Bereitschaft zur Flexibilität steigern oder begünstigen.

Gib deinen Gefühlen keine so große Bedeutung:

- Wenn du ein ungutes Bauchgefühl hast, dann frage dich selbstkritisch, ob das nur Gefühle sind, weil du Angst hast, besorgt oder enttäuscht bist oder ob es hierfür auch rationale Belege gibt.

Denn ein ungutes Bauchgefühl oder diese gewisse Vorahnung, dass alles bestimmt ganz furchtbar werden wird, bewahrheitet sich in den seltensten Fällen. Meistens dient es der unbewussten Abwehr gegen eine neue Situation, mit der du nicht gerechnet hast oder auf die du nicht vorbereitet warst.

Empathie: Müssen Pflegende unendlich viel Empathie geben können?

Das Gefühl der Empathie beschreibt die Fähigkeit, eine emotionale Situation eines anderen Menschen zu erkennen, zu verstehen und ein Mitgefühl zu entwickeln. Zudem wird ein Bewusstsein benötigt, diese Gefühle nicht automatisch auf sich selbst zu übertragen, denn der Ursprung dieser Emotionen liegt beim Gegenüber.

Ohne Empathie ist eine Patientenversorgung nur schwer vorstellbar. Diese Eigenschaft ist eine der wichtigsten Voraussetzungen für den Pflegeberuf, um die Bedürfnisse oder Gefühle der Patienten erkennen zu können. Fast alle Pflegemaßnahmen sind durch empathische Handlungen beeinflusst. Das ist auch kein Wunder, denn Pflegende sind im Beruf nahezu allen Gefühlen ausgesetzt. Sie erleben Glück, Hoffnung, Humor, Trauer, Schmerz, Angst, Wut und noch viel mehr. Pflegende nehmen eine Schlüsselposition ein, der sie sich nur schwer entziehen können. Denn schließlich wird vorausgesetzt, dass sie sich empathisch auf die Patienten einlassen und dass sie der Ansprechpartner in schwierigen Lebensabschnitten sind. Tatsächlich kann aber das ständige empathische Miterleben dieser vielfältigen Emotionen eine Belastung für die Pflegenden werden. Deshalb ist es besonders wichtig, ein gewisses Maß an Empathie zu empfinden und mit den Patienten teilen zu können.

Beispiel

Auf einer kardiologischen IMC-Station ist Herr Walter schon seit über 6 Monaten aufgrund einer DCMP in Behandlung. Sein Herz hat eine sehr schlechte Pumpfunktion und es gibt keine Therapie zur Heilung oder Verbesserung dieser Situation. Deswegen steht er auf der Hochdringlichkeits-Transplantationsliste für ein

Spenderorgan. Pfleger Tobias hat sich in den letzten Monaten sehr mit Herrn Walter angefreundet, sie teilen verschiedene Hobbys und Interessen, weshalb sie sich so gut verstehen. Im Nachtdienst betreut Pfleger Tobias freiwillig den Bereich, in dem auch sein Lieblingspatient liegt. Gegen 3 Uhr in der Nacht gibt es plötzlich einen roten Monitoralarm in der Zentralüberwachung. Ein Blick reicht und das pflegerische sowie ärztliche Team rennen in das Zimmer mit dem Alarm. Herr Walter ist im Kammerflimmern und nicht mehr ansprechbar. Die Reanimationsmaßnahmen werden sofort eingeleitet. Doch leider auch nach 30 min Reanimation – erfolglos. Herr Walter ist verstorben. Pfleger Tobias ist sich dieser Situation bewusst und versorgt den Verstorbenen – seinen Lieblingspatienten. Doch irgendwie kann er es nicht so richtig fassen, was in der letzten Stunde vorgefallen ist. Irgendwie steht er völlig neben sich.

Praxistipp

Was kannst du tun, damit dich deine empathischen Eindrücke nicht auf Dauer belasten?

- Reden, reden, reden …und zwar mit Kollegen, Stationsleitung, Freunden, Familie oder anderen Vertrauenspersonen
- Im Vorfeld über gewisse Entwicklungen in der Pflegebeziehung nachdenken und regelmäßig reflektieren
- Einen privaten Ausgleich schaffen, um „die Arbeit nicht mit nach Hause zu nehmen"
- Bei zu vielen Emotionen den Bereich wechseln oder vielleicht auch die Station
- Kollegen fragen, ob sie die Betreuung der Patienten übernehmen können oder ob ein Tausch möglich ist

- **Bereitschaft zur Pflege: Wird der Pflegeberuf aus dem sozialen Motiv des Helfens ausgeführt oder ist er „nur" ein Beruf?**

Ist der Pflegeberuf ein Beruf wie jeder andere? In dem ein Dienstleistungsverhältnis zu einem Kunden besteht? Oder ist es eher ein Beruf, in dem über die Sinnhaftigkeit nicht diskutiert werden muss, da das Ergebnis feststeht? Übe ich den Beruf aus, weil ich es liebe, mit Menschen zu arbeiten, und ich kein Problem damit habe, ihnen in besonderen Situationen näher zu kommen als andere?

Zugegeben, man muss der Typ dafür sein. Man muss bereit dafür sein, fremden Menschen Nähe zu geben, sie in Lebensabschnitten zu begleiten, in denen sie auf einmal Hilfe benötigen. Auch die Arbeitsbedingungen und die geforderten Eigenschaften, denen sich eine Pflegekraft stellen muss, müssen gut überlegt sein. Aber wenn man der Typ dafür ist, dann ist es nicht nur ein Beruf, sondern kann auch eine große Bereicherung für jede Person sein, die den Beruf der Pflege ausübt.

2.3 Der Patient auf der (Intensiv)Station

Definition

Das Wort Patient, lat. *patiens,* wird als „erdulden" oder „leiden" übersetzt (vgl. Bibliographisches Institut o. J.). Ein Patient wird als Person beschrieben, welcher Dienstleistungen aus dem Gesundheitswesen in Anspruch nimmt. Dieser Anspruch kann aus Gründen einer Erkrankung, Behinderung oder eines Sterbeprozesses gegeben sein, aber auch der Gesundheitsprävention dienen (vgl. Kellnhauser et al. 2004, S. 41).

Zudem gibt es nicht nur kranke Patienten, sondern auch einen nicht unerheblichen Anteil an gesunden Patienten, die dennoch eine medizinische Versorgung benötigen. Dazu gehören mitunter Schwangere, Neugeborene, Kinder oder Blut-Stammzell-Lebendorganspender (s. ◘ Tab. 2.3).

Ungeachtet dessen ist ein Patient immer ein Mensch, der sich in pflegerische und ärztliche Hände begibt, da er auf medizinische Betreuung oder Behandlung angewiesen ist, ganz unabhängig davon, ob dies nun aufgrund einer Erkrankung oder einer Präventionsmaßnahme geschieht. Benötigt der Patient angesichts einer akuten oder chronischen Erkrankung eine pflegerische oder ärztliche Betreuung, so begibt er sich in die Position der Hilflosigkeit. Entscheidungen über seine medizinische Behandlung, deren Notwendigkeit oder auch pflegerische Maßnahmen werden durch das medizinische Behandlungsteam getroffen. Mit Sicherheit hat der Patient ein Mitspracherecht und es werden auch immer mehrere Therapievorschläge erläutert, sofern dies möglich ist, aber eine richtige Wahl hat der Patient in dieser Situation nicht.

◘ Tab. 2.3 Kranker vs. gesunder Patient

Kranker Patient	Gesunder Patient
– Akute Erkrankungen – Chronische Erkrankungen – Unfall/Verletzungen – Tumorkrankheiten – Operationen – Vergiftungen/Verätzungen – Verbrennungen – Psychische Erkrankungen	– Präventionsleistungen – Schwangerschaftsvorsorge – Früherkennungsuntersuchungen – Allg. Vorsorgeuntersuchungen – Kindervorsorgeuntersuchungen – Arbeitsmedizinische Untersuchungen – Zahnärztliche Untersuchungen – Schönheitsoperationen

Denn er ist durch seine Erkrankung in gewissen Lebensaktivitäten eingeschränkt und benötigt dringend Hilfe, um diese wieder eigenständig und selbstbestimmt ausführen zu können. Es gibt viele Richtlinien und Regeln, an die sich der Patient während einer medizinischen Betreuung halten muss, um seinen Genesungsprozess zu fördern. Oft ist seine Situation durch verschiedene Emotionen wie Angst, Hoffnungslosigkeit oder Zukunftssorgen geprägt. Besonders in schwierigen Krankheitsverläufen zeigen sich häufig existenzielle Ängste. Jeder Patient entwickelt im Laufe seines Krankheitsgeschehens eigene Reaktions- und Bewältigungsstrategien, um mit der neuen Lebenssituation umgehen zu können (s. ◘ Tab. 2.4) (vgl. Hartdegen 1996, S. 138 ff.):

Aus diesen Reaktions- und Bewältigungsmechanismen, die jeder Patient individuell für sich entwickelt, entsteht im Verlauf ein Lernprozess. Dieser Prozess resultiert aus der Verarbeitung der eigenen Erkrankung und ist in acht Phasen eingeteilt (s. ◘ Abb. 2.5) (vgl. Hartdegen 1996, S. 140 f.):

Diese Phasen laufen in der Regel nicht chronologisch ab, oftmals springen die Patienten in ihrem Lernprozess in den Phasen hin und her. Dabei bemerken sie auch nicht, dass sie sich in einem Prozess aus verschiedenen Phasen befinden. Das Wichtigste für den Patienten ist hierbei, dass er den Umgang mit seiner Erkrankung und den daraus resultieren Maßnahmen lernt.

Definition Intensivpatient

Ein Patient in intensivmedizinischer Behandlung befindet sich aufgrund einer behandlungsnotwendigen Erkrankung in einem überwachungspflichtigen Zustand, welcher der Verwendung der intensivmedizinischen Therapiemöglichkeiten bedarf (vgl. Landesrettungsdienstbeirat Thüringen o. J.). Solch ein Patient kann sich in einem komatösen, aber auch in einem adäquaten Wachheitszustand befinden.

Tab. 2.4 Reaktions- und Bewältigungsstrategien

1.	Zustand der Hilflosigkeit, Pflegebedürftigkeit und Abhängigkeit durch die Erkrankung	– Mensch, der eigentlich selbstständig war, benötigt nun Hilfe durch Pflegende/Ärzte – Entstehung von Abhängigkeiten – Einschränkung der freien Gestaltung im Tagesablauf – Angewiesen auf Richtlinien, Regeln innerhalb der Klinik/Pflegeeinrichtung
2.	Entwicklung eines egoistischen Denkprozesses aufgrund der Erkrankung	– Das eigene Wohlbefinden steht stärker im Vordergrund als in der Vergangenheit – Interessen konzentrieren sich nun hauptsächlich auf krankheitsbezogene/medizinbezogene Tätigkeiten/Dinge
3.	Prozess des Leidens durch Schmerzen oder Funktionsstörungen beginnt	– Entstehung von außergewöhnlichen Belastungen – Fokussierung der Aufmerksamkeit auf den eigenen Körper und die Symptome der Erkrankung – Beeinträchtigung des psychischen Empfindens
4.	Beginn des Grübelns oder der Sinnsuche durch das neu entstandene Leiden der Erkrankung	– Entwicklung von subjektiven Fantasien oder Verschwörungstheorien über Ursache und Entstehung der Erkrankung – Der Ursprung der Erkrankung wird immer in der Vergangenheit gesucht

(Fortsetzung)

Tab. 2.4 (Fortsetzung)

5.	Veränderung des Sozialverhaltens des Patienten	– Beschränkung der Kontaktauswahl – Persönlicher Rückzug an ruhige oder stille Orte aufgrund der körperlichen und psychischen Veränderungen durch die Erkrankung
6.	Jeder Patient ist mit seiner Erkrankung mehr oder weniger allein	– Konfrontation/Auseinandersetzung mit den verschiedenen Lebensphasen – Gedanken über Sterben/Tod
7.	Subjektive Bewertung der Erkrankung oft in Phasen durch die Patienten	1. Verleugnung/Verdrängung 2. Protest 3. Akzeptanz 4. Hingabe
8.	Planung der Zukunftsgestaltung/Zukunftsperspektive	– Planung der Zukunft ist vom Krankheitsverlauf abhängig – Zwei Möglichkeiten: 1. Patient geht davon aus, dass er wieder gesund wird und keine großen Veränderungen/Einschränkungen bleiben 2. Patient weiß noch nicht, ob er gesund wird oder krank bleibt, Patient muss passiv abwarten, wie sich der Verlauf der Erkrankung entwickelt

Schwerstkranke Patienten auf einer Intensivstation werden dauerhaft überwacht und behandelt. Sie können in Lebensgefahr aufgrund verschiedener akuter Ereignisse schweben oder müssen nach bestimmten Untersuchungen/Operationen vorsorglich

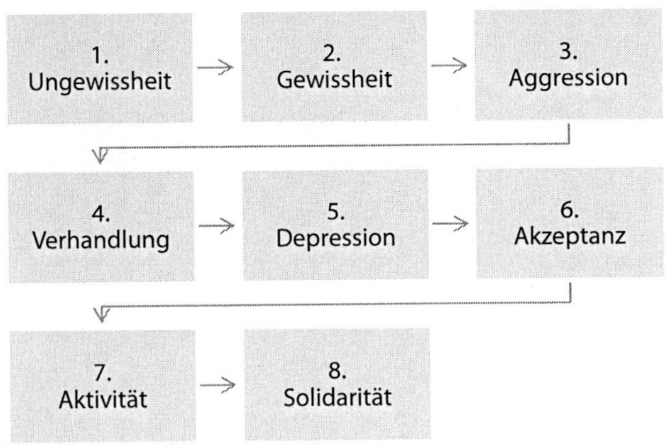

Abb. 2.5 Lernprozess der Reaktions- und Bewältigungsstrategien

überwacht werden. Die Behandlung richtet sich immer nach der Schwere der Erkrankung oder Überwachung. Damit soll sichergestellt werden, dass auch bei einer akuten Veränderung der hämodynamischen Situation die Therapie schnellstmöglich angepasst werden kann. Der Versorgungsaufwand von Intensivpatienten, bestehend aus der ständigen medizinischen und pflegerischen Betreuung, ist auf Intensivstation besonders hoch. Diese Patienten benötigen eine dauerhafte Überwachung und Beobachtung der Vitalzeichen mit der direkten Bereitschaft, auf Veränderungen reagieren zu können. Zudem definiert sich der Aufwand auch durch den Grad der Intensivtherapie und Intensivpflege (s. Abb. 2.6) (vgl. Eggert 2017).

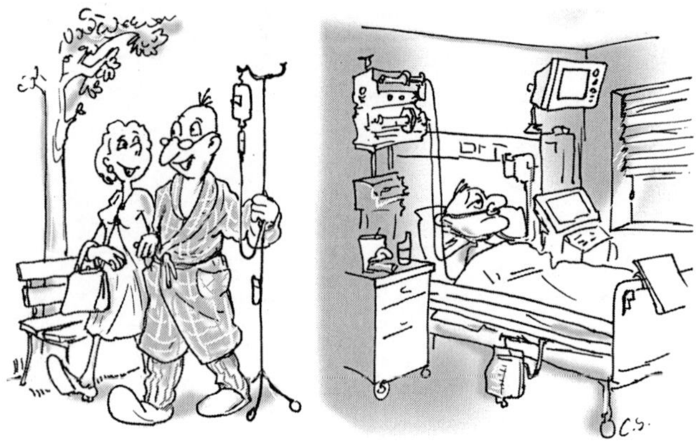

Abb. 2.6 Patient vs. Intensivpatient

2.4 Ethik

Die verschiedenen Berufsgruppen im Gesundheitswesen begegnen regelmäßig individuellen ethischen Fragen im Berufsalltag. Diese Fragen entwickeln sich während der Betreuung von Patienten/Bewohnern in der täglichen Pflege. Oft befinden sich die pflegerischen, medizinischen und therapeutischen Berufsgruppen in einem ethischen Dilemma, wenn eine adäquate Entscheidung der Situation erforderlich ist. Für solche wichtigen Gegebenheiten stellen viele Kliniken/Pflegeeinrichtungen Unterstützung durch Ethikberater oder Ethikkomitees zur Verfügung. Diese werden mitunter auch als ein Qualitätsmerkmal der jeweiligen Einrichtung beschrieben. Zahlreiche Werte und Normen, wie zum Beispiel Achtung und Respekt gegenüber den Patienten, deren Angehörigen, aber auch gegenüber anderen Berufsgruppen und Kollegen werden dabei als selbstverständlich erachtet.

Die Ethik an sich gliedert sich in verschiedene Teilbereiche. Im Gesundheitswesen sind speziell die Medizin- und Pflegeethik zu betrachten.

Ethik im Allgemeinen

Der Begriff „Ethik" ist von dem griechischen Wort *ethos* abgeleitet mit der Bedeutung von Charakter oder Sinnesart. Die Ethik wird durch den Philosophen Aristoteles als Teilbereich der Philosophie anerkannt und beschäftigt sich mit diversen Fragestellungen über das gute oder schlechte Handeln/Wollen von Menschen in allen möglichen Lebenssituationen.

Allgemeine Aufgaben und Fragestellungen in der Ethik sind:

- die systematische Betrachtung von Normen und Werten
- die Untersuchung des menschlichen Handelns anhand der moralischen Qualität
- die Beschreibung von Werten/Normen in Gesellschaften
- die Definition von allgemeingültigen Grundsätzen

Dennoch wird die Ethik nicht als exakte Wissenschaft angesehen, da sie keine konkreten Aussagen über ein gutes oder schlechtes Handeln machen kann. Vielmehr gibt sie eine Orientierung für menschliches Handeln und dient der Lösungssuche eher mit einer begleitenden oder unterstützenden Funktion (vgl. Lauber 2018, S. 254 ff.).

Ethik in der Medizin

Die Medizinethik wird in der Literatur als ein Teilbereich der Ethik beschrieben. Sie befasst sich mit den sittlichen Normsetzungen, die als ethische Grundlagen im Gesundheitswesen dienen sollen. Zu den sittlichen Normsetzungen zählen das Wohlergehen des Menschen, das Verbot zu schaden und das Recht der Selbstbestimmung des Patienten. In der Medizinethik werden zahlreiche Themen auf ethischen Grundlagen diskutiert. Darunter sind Themenbereiche wie der Schwangerschaftsabbruch, der Anfang und das Ende eines menschlichen Lebens, zahlreiche Bereiche der Transplantation (Organ, Stammzellen) und die Gentechnik (vgl. Hänsel und Matzenauer 2009, S. 81).

■ Ethik in der Pflege

Pflegeethik hingegen beschreibt die sittlichen Vorstellungen von den Werten und Pflichten des eigenen Berufes im Gesundheitswesen. Hierzu wurde im Jahr 1953 ein internationaler Ethikkodex für Pflegende entwickelt. Dieser dient als Leitfaden, welcher die Grundlagen für ein ethisches Handeln nach sozialen Bedürfnissen und Werten beschreibt (vgl. Deutscher Berufsverband für Pflegeberufe o. J., S. 6). Voraussetzung zur richtigen Durchführung ist, dass der „Kodex verstanden, verinnerlicht und von den Pflegenden in allen Aspekten ihrer Arbeit angewandt“ (Deutscher Berufsverband für Pflegeberufe o. J., S. 6) wird. Zusätzlich wird davon ausgegangen, dass der Kodex dem Pflegenden in seiner gesamten beruflichen Laufbahn präsent und bewusst sein muss (vgl. Deutscher Berufsverband für Pflegeberufe o. J., S. 6).

Der ICN-Ethikkodex gliedert sich in vier Grundelemente, die den Standard der ethischen Verhaltensweisen für Pflegende beschreiben (s. ◘ Abb. 2.7) (vgl. Lauber 2018, S. 261 ff.).

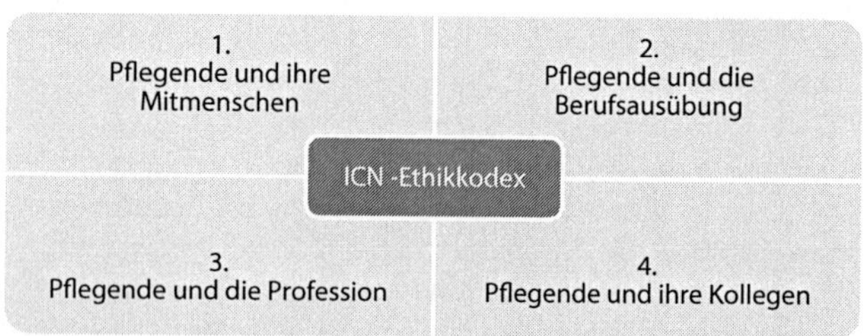

◘ **Abb. 2.7** ICN-Ethikkodex

1. *Pflegende und ihre Mitmenschen*
   - Professionelle Verantwortung gegenüber dem pflegebedürftigen Menschen als Grundsatz
   - Menschenrechte, Wertevorstellungen, Sitten und Gewohnheiten sowie der Glaube jedes Einzelnen werden respektiert
   - Gewährleistung der zeitnahen und angemessenen Informationsweitergabe gegenüber dem pflegebedürftigen Menschen
   - Persönliche Informationen werden vertraulich behandelt und verantwortungsbewusst weitergegeben
   - Einsatz für Gleichheit und soziale Gerechtigkeit bei der Verteilung von Ressourcen im Gesundheitswesen und sozialen Einrichtungen
   - Pflegerisches Verhalten ist von Werten wie Respekt, Aufmerksamkeit, Eingehen auf Ansprüche und Bedürfnisse sowie Mitgefühl geprägt
2. *Pflegende und die Berufsausübung*
   - Persönliche Verantwortung und Pflicht zur Rechenschaft für die Ausübung der Pflege sowie für die Erhaltung ihrer fachlichen Kompetenz durch Fort- und Weiterbildungen trägt jede Pflegekraft für sich selbst
   - Achtung der eigenen Gesundheit, um die Ausübung der Pflege nicht zu gefährden
   - Beurteilung jeder individuellen Fachkompetenz bei Übernahme von Verantwortung oder bei der Delegation
   - Vermittlung eines positiven Charakters des pflegerischen Berufsbildes
   - Stärkung des Vertrauens der Bevölkerung in den Pflegeberuf
   - Der Einsatz von Technologie und die Anwendung neuester wissenschaftlicher Erkenntnisse sind zu vereinbaren mit der Sicherheit, Würde und den Rechten der pflegebedürftigen Menschen

3. *Pflegende und die Profession*
   - Festlegung und Umsetzung der Standards für die Pflegepraxis
   - Beteiligung an der Entwicklung forschungsbasierter Erkenntnisse für die evidenzbasierte Pflegeausbildung
   - Schaffung einer positiven Arbeitsumgebung durch den Erhalt von sicheren, sozial gerechten und wirtschaftlichen Arbeitsbedingungen
4. *Pflegende und ihre Kollegen*
   - Gute Zusammenarbeit mit den eigenen Kollegen, aber auch mit Berufsgruppen anderer Bereiche
   - Unterstützung der Kollegen zur Förderung des ethischen Handelns

Fazit

Der ICN-Ethikkodex beschreibt die wichtigsten Werte und Normen, die für das pflegerische Handeln maßgeblich sind. Zudem verdeutlicht er dadurch der Gesellschaft, was sie vom Pflegepersonal erwarten kann. Außerdem gibt er pflegenden Angehörigen Hilfestellungen, beispielsweise bei der moralischen Entscheidungsfindung.

Doch wie sieht nun eine menschenwürdige Lösung für pflegebedürftige Menschen in speziellen Situationen aus? Wie entsteht ein ethisches Dilemma und welche Möglichkeiten gibt es, sich aus diesem Dilemma wieder zu befreien?

Beispiel

Herr Friede ist 76 Jahre alt und lebt bei seinem Sohn. Seit einigen Jahren leidet der ehemalige Lackierer nicht nur an einer COPD, sondern auch an Demenz, weshalb die Familie seines Sohnes ihn bei sich zu Hause aufgenommen hat, um ihn im Alltag zu unterstützen. Ein Pflegeheim kam durch die starke familiäre Bindung nicht infrage. In den letzten Monaten verschlechterte sich der Zustand von Herrn Friede drastisch. Er besaß keinen Tag-Nacht-Rhythmus mehr, irrte durchs Haus, stürzte fast täglich und verwechselte seinen Sohn immer öfter mit alten Freunden aus seiner Jugend. Auch bei diversen Lebensaktivitäten benötigte er immer mehr Unterstützung. Besonders die Nahrungsaufnahme und gewisse Bewegungsabläufe machten ihm zu schaffen. So kam es, dass die häusliche Versorgung nicht mehr von seinem Sohn zu leisten war, sodass Herr Friede in ein Pflegeheim umziehen musste. Dort hielt er sich fast ausschließlich in seinem Zimmer oder in seinem Bett auf. Er zog sich immer mehr zurück und wollte von niemandem versorgt werden und auch nicht an den diversen Veranstaltungen im Pflegeheim teilnehmen. Leider entwickelte Herr Friede aufgrund der Immobilität und der bereits diagnostizierten COPD eine Pneumonie, sodass eine medizinische Versorgung in einem Krankenhaus notwendig war. Er kam auf eine Intensivstation mit der Verdachtsdiagnose einer infektexazerbierten COPD. Diese bestätigte sich auch nach kürzester Zeit. Hinzu kam, dass eine erfolgreiche Behandlung eine künstliche Beatmung notwendig machte, da die NIV-Therapie nicht mehr ausreichend war. Der Sohn, der auch der Betreuer ist, muss nun nach einem langen und ausführlichen Gespräch mit dem ärztlichen Team eine Entscheidung treffen. Lässt er seinen Vater künstlich beatmen, was er nie gewollt hatte, oder lässt er ihn weiterhin konservativ behandeln, auch wenn diese Therapiemöglichkeit nicht die gewünschte Genesung erzielen könnte?

Doch wie soll sich der Sohn von Herrn Friede nun entscheiden?

Um diese Fragen beantworten zu können, müssen die ethischen Prinzipien betrachtet werden.

■ Ethische Prinzipien

Die ethischen Prinzipien sind quasi die theoretischen Werkzeuge der Ethik. Diese allgemeinen Normen definieren die Richtlinien des menschlichen Handelns. Sie begründen mitunter das gute oder schlechte Handeln oder unterstützen den moralischen Entscheidungsprozess.

Sara T. Fry, eine amerikanische Pflegewissenschaftlerin, beschreibt fünf ethische Prinzipien, die für die Ausübung des Pflegeberufes hilfreich sein sollen (s. ◘ Abb. 2.8).

In Bezug auf das Beispiel von Herrn Friede kann der Sohn seine Entscheidung aufgrund der ethischen Prinzipien treffen.

▪ Autonomie

Herr Friede ist in seiner Willens- und Entscheidungsfreiheit aufgrund seiner demenziellen Erkrankung und der zusätzlichen infektexazerbierten COPD eingeschränkt. In solch einer Situation erfährt das ethische Prinzip der Autonomie Grenzen, sodass das Prinzip der „mutmaßlichen Einwilligung" in Kraft tritt. Der Sohn ist als Betreuer von Herrn Friede in der Lage, für seinen Vater stellvertretend Entscheidungen zu treffen, die seinen weiteren Lebensweg betreffen. Diese Entscheidungen

Autonomie
• Willensfreiheit, Handlungs- und Entscheidungsfreiheit der Menschen
• Autonome Menschen treffen freie Entscheidungen bezüglich ihrer Lebenswege
Wohltätigkeit
• Verpflichtung der Menschen, Gutes zu tun und somit Leiden zu lindern
Gerechtigkeit
• Gerechte Verteilung pflegerischer Maßnahmen
• Zuteilung von pflegerischen Maßnahmen werden entsprechend dem Behandlungsaufwand getroffen
Aufrichtigkeit
• Verpflichtung der Menschen, die Wahrheit zu sagen, nicht zu lügen oder andere Menschen zu hintergehen
• Wichtige Voraussetzung zur Gestaltung einer zwischenmenschlichen Beziehung
Loyalität
• Verpflichtung gegenüber sich selbst oder anderen Menschen, treu zu bleiben

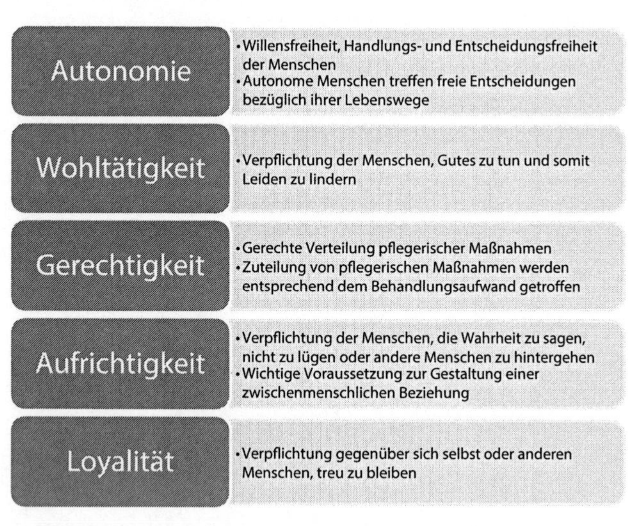

◘ **Abb. 2.8** Ethische Prinzipien zur Ausübung des Pflegeberufes nach Fry

werden immer im mutmaßlichen Willen des Betroffenen getroffen (vgl. Lauber 2018, S. 268 ff.).

■ Wohltätigkeit

Alle pflegerischen Maßnahmen, die bei der Betreuung von Herrn Friede durchgeführt werden, sollen auf sein eigenes Wohlergehen abgestimmt sein bzw. es positiv beeinflussen. Hier sind die vier Hauptaufgaben des ICN-Ethikkodexes in der pflegerischen Betreuung essenziell:

1. Förderung der Gesundheit
2. Verhütung von Krankheit
3. Wiederherstellung der Gesundheit
4. Linderung von Leiden (vgl. Lauber 2018, S. 271)

Der Sohn von Herrn Friede kann also die pflegerischen Maßnahmen mit seinen Entscheidungen in den vier Hauptaufgaben beeinflussen. Wichtig dabei ist nur, dass sie zum Wohlergehen seines Vaters getroffen werden. Er könnte wie folgt entscheiden:

1. Förderung der Gesundheit: NIV-Therapie wird fortgesetzt oder Beginn der invasiven Beatmung inklusive künstlichem Koma
2. Verhütung von Krankheit: Einsatz von Breitband-Antibiotika zur Verhinderung weiterer pneumologischer Infektionen, Anwendung verschiedener Prophylaxen
3. Wiederherstellung der Gesundheit: Zustimmung der invasiven Beatmung mit allen möglichen weiteren Behandlungen, die notwendig sein werden, um Herrn Friede wieder ins Pflegeheim verlegen zu können
4. Linderung von Leiden: Akzeptieren, dass ein positiver Genesungsweg wahrscheinlich mit einem langen Intensivaufenthalt verbunden ist, die Folgen daraus noch unklar sein werden und sein Vater sowieso nie beatmet werden wollte. Hier könnte die Entscheidung einer palliativen Behandlung getroffen werden.

■ Gerechtigkeit

Das ethische Prinzip der Gerechtigkeit kann Herrn Friedes Sohn nicht unbedingt beeinflusst werden. Es hängt im Großen und Ganzen von seiner Entscheidung über die weiterführende Behandlung ab. Entscheidet er sich für die invasive Beatmung, dann wird diese Entscheidung durch pflegerisches und ärztliches Personal ausgeführt, zu Beginn mit einem hohen Pflegeaufwand, bis sich die hämodynamische Situation eventuell stabilisiert haben wird. Entscheidet sich der Sohn allerdings für eine konservative Behandlung mit der eventuellen Folge, dass eine palliative Behandlung notwendig sein wird, dann wird auch diese Therapierichtung in vollem Pflegeaufwand ausgeführt werden. Herr Friede wird die Behandlung mit allen Maßnahmen erhalten, für die sich sein Sohn entscheiden wird, ganz unabhängig davon, wie hoch der Pflegeaufwand auch sein wird.

■ Aufrichtigkeit

Aufrichtigkeit ist einer der wichtigsten Bestandteile oder eine der wichtigsten Voraussetzungen einer zwischenmenschlichen Beziehung, in diesem Fall auch einer Pflegebeziehung. Ohne wahrheitsgetreue Informationsweitergabe kann sich nur schwer eine Vertrauensbasis zwischen dem Pflegeempfänger und dem Pflegenden entwickeln. Im Fall des Herrn Friede, der sich nur begrenzt innerhalb dieser Beziehung äußern kann, tritt stellvertretend der Sohn ein. Allerdings verschiebt sich das Machtgefälle innerhalb der Pflegebeziehung durch die Hilflosigkeit des Herrn Friede direkt auf die Seite des pflegerischen und ärztlichen Teams.

■ Loyalität

Sich gegenüber immer treu zu sein ist wahrscheinlich einfacher gesagt als getan. Wichtig dabei ist besonders, dass jeder zu seiner Entscheidung steht, die er getroffen hat. Egal, für welche pflegerische oder medizinische Therapiemöglichkeit sich Herrn Friedes Sohn entscheidet: Es muss ihm bewusst sein, dass es in dieser Situation das Richtige war, da er stellvertretend für seinen Vater dessen mutmaßlichen Willen respektiert und akzeptiert.

Fazit

Die beschriebenen ethischen Prinzipien können dazu beitragen, den Menschen eine Richtlinie für gutes oder schlechtes Handeln vorzugeben. Sie stellen eine wichtige Hilfe zur Begründung des eigenen verantwortlichen Handelns dar.

Dennoch ist es möglich, dass innerhalb dieser Prinzipien ein Konflikt entstehen kann, welcher den Entscheidungsprozess beeinflusst. Ein Konflikt entwickelt sich erst dann, wenn mehrere Prinzipien in Konkurrenz zueinander stehen und der Betroffene zu keiner von ihm zu verantwortenden Lösung kommen kann.

■ Ethisches Dilemma

Dieser entstandene Konflikt innerhalb der Prinzipien beschreibt ein ethisches Dilemma. Handelt es sich um eine moralische Entscheidungssituation, bei der zwischen zwei oder mehreren Handlungsmöglichkeiten entschieden werden muss, dann ist es ein ethisches Dilemma. Die Prinzipien stehen im Konflikt zueinander, da beide Lösungsmöglichkeiten richtig zu sein scheinen. Jedoch führt die Befolgung der einen Möglichkeit gleichzeitig zu einem Verstoß gegen die andere Möglichkeit. In dieser Zwangslage muss sich für einen Weg, also für die Befolgung eines ethischen Prinzips, entschieden werden. Dieser Prozess in einem ethischen Dilemma macht deshalb viele Entscheidungen sehr schwer.

Für solch einen ethischen Konflikt entwickelte Verena R. Tschudin – eine britische, aus der Schweiz stammende Lehrkrankenschwester – 1988 einen Stufenplan, der eine systematische und methodische Herangehensweise in einem Entscheidungsprozess darstellen soll. Dieses Stufenmodell gliedert sich in vier Schritte. Jeder Schritt besteht aus einzelnen Fragen, die zur Entscheidungsfindung beitragen sollen (vgl. Lauber 2018, S. 276 ff.). Diese Reihe von Fragen soll dabei helfen, das moralische Problem mit den entsprechenden Werten und Standpunkten der betroffenen Personen und dessen Folgen zu bestimmen. Diese Art der Analyse lässt sich einfach durchführen und durch regelmäßige Evaluationen zwischen den einzelnen Schritten leicht reflektieren. Tschudin garantiert durch ihr Stufenmodell nicht, dass immer eine Lösung für das ethische Dilemma gefunden werden kann. Allerdings trägt es dazu bei, sich mit dem Problem der Entscheidung zu beschäftigen. Oftmals entwickeln sich innerhalb der Schritte schon erste Lösungsansätze (s. ◘ Abb. 2.9).

Fazit

Ein ethisches Dilemma ist eine Zwangslage, in der Betroffene durch einen Konflikt der ethischen Prinzipien geraten sind. Um dieses Dilemma zu lösen, gibt es verschiedene Modelle, die den Entscheidungsprozess unterstützen und fördern. Das Stufenmodell von Tschudin ist eine Variante, die durch einfache Fragestellungen die Lösung herausfiltern kann.

2.5 Grenzakt zwischen Ethik und Macht

In allen Situationen, die ein menschliches Handeln erforderlich machen, entsteht ein Gefühl von Macht. Zu handeln bedeutet, eine Situation verändern zu wollen oder sie direkt durch ein Eingreifen zu beeinflussen, so auch in der Pflege. Durch pflegerische oder auch medizinische Maßnahmen entstehen Tätigkeiten, die die Situation des Pflegebedürftigen beeinflussen und somit verändern sollen. Je nach hämodynamischer Situation und Zustand des Patienten entsteht eine kleine oder

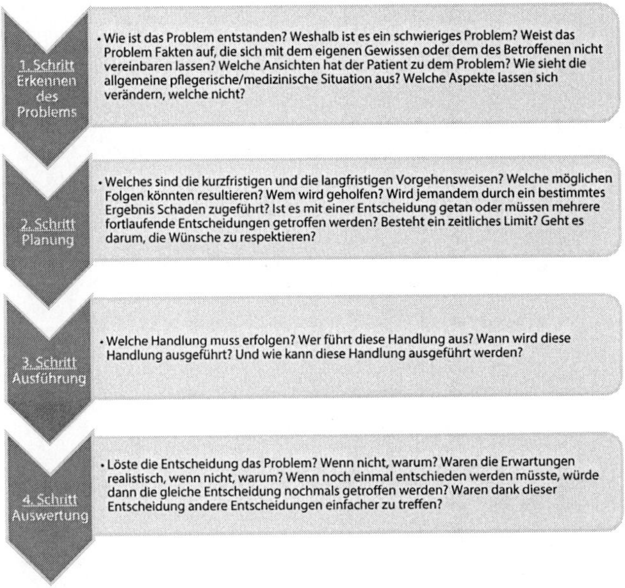

■ **Abb. 2.9** Lösungsprozess eines ethischen Dilemmas nach Tschudin

große Abhängigkeit gegenüber der Pflegekraft, die einen nicht unerheblichen Einfluss auf den Handlungsspielraum hat.

Ausgehend von der asymmetrischen Beziehung zwischen dem komatösen Intensivpatienten und dem Pflegenden obliegt die Machtposition deutlich dem Pflegenden. Diese Macht entsteht aus der Abhängigkeit des Pflegebedürftigen von der Pflegekraft. In dieser Situation befindet sich der Pflegende in einer klar übergeordneten Position (s. ■ Abb. 2.10) (vgl. Osterbrink und Andratsch 2015, S. 32).

Trotzdem befindet sich die Pflegekraft nicht immer automatisch in einer Machtposition. Teilweise ist es auch ein

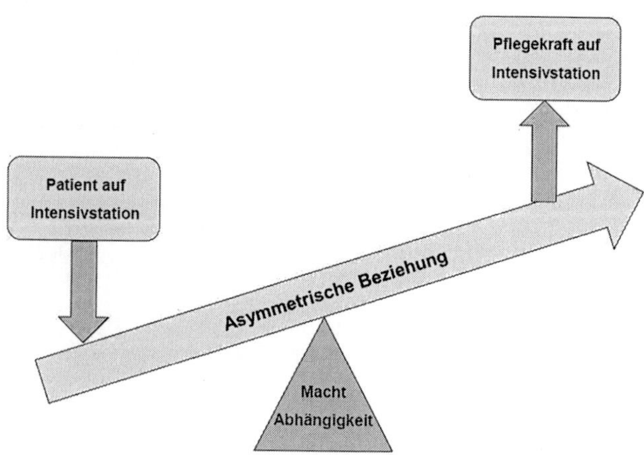

Abb. 2.10 Machtbeziehung zwischen Intensivpatient und Intensivpflegekraft

kompletter Widerspruch, dass Pflegende in der Position der Macht tätig sind. Auch heute sind Pflegekräfte in ihrem Beruf noch stark fremdbestimmt. Sie sind abhängig von medizinischen Abläufen, ärztlichen Anordnungen oder sonstigen Vorschriften, nach denen sie pflegen dürfen.

Das Treffen selbstbestimmter Entscheidungen geschieht oft in einem sehr kleinen Rahmen. Dieser Rahmen ist allerdings in den letzten Jahren, besonders durch die Akademisierung in der Pflege, deutlich gewachsen. Die scheinbare Machtlosigkeit im Allgemeinen in der Pflege nimmt ab. In diesem Zusammenhang hat Macht eine eindeutig gute Seite. Die Pflege treibt Ideen voran, versucht ausnahmslos, alle Abläufe zu optimieren, und setzt sich vielen schwierigen Umständen aus. Hier wird Macht benutzt, um Gutes zu erreichen und den Pflegeberuf an sich weiterzuentwickeln bzw. stark zu machen.

Dennoch wird die Machtposition in einer Pflegebeziehung bei der Pflegekraft verbleiben, auch wenn diese in der Regel nicht bewusst erlebt wird. Der Alltag der Patienten im Krankenhaus oder in sonstigen Pflegeeinrichtungen wird nahezu täglich von Beschämungen begleitet, die von den Pflegenden ausgelöst werden, ohne es gewollt zu haben. Viele Situationen geschehen absolut ungewollt, oft durch unvorhergesehene Ereignisse, an die nicht gedacht wurde, oder auch, weil einfach das Bewusstsein für das eigene Machtpotenzial nicht vorhanden ist.

Beispiel

Frau Schwarz ist 25 Jahre alt und wurde im Laufe des Vormittages aufgrund von Herzrhythmusstörungen zur weiteren Abklärung und Überwachung aufgenommen. Noch am späten Nachmittag erhielt Frau Schwarz eine Herzkatheter-Untersuchung zur genaueren Diagnostik. Die Herzkatheter-Untersuchung dauerte nicht lange, sodass Frau Schwarz sehr zügig wieder auf die kardiologische IMC-Station konnte. Im Spätdienst wurde sie noch durch Pflegerin Anne betreut, die auch den Druckverband in der Leiste kontrollierte. Zudem bekam Frau Schwarz erklärt, dass sie die nächsten 4–6 h nicht aufstehen und die Beine nicht anstellen dürfte, um keine Nachblutung der Punktionsstelle zu riskieren. Da Pflegerin Anne weiblich ist, war es für Frau Schwarz nicht unangenehm, dass stündlich der Druckverband in der Leiste kontrolliert wurde. Im Nachtdienst war es leider nicht möglich, dass eine weibliche Pflegekraft die Betreuung fortführen konnte, da nur männliche Pfleger in der Schicht waren. Zudem kam hinzu, dass Pfleger Micha mit seinen 30 Jahren der Dienstälteste war. Auch er kontrollierte noch mehrere Stunden in der Nacht den Druckverband, auch wenn es Frau Schwarz sichtlich unangenehm war. Gegen 1 Uhr konnte der Druckverband endlich ab, sodass Pfleger Micha einen Kollegen zur Unterstützung hinzuzog. So kam es, dass bei offener Tür der Druckverband von zwei jungen Pflegern bei Frau Schwarz entfernt wurde. Zudem kam, dass ein Notfall die Pfleger dazu veranlasste, die Prozedur zu unterbrechen. Frau Schwarz lag nun mit halb entblößtem Unterkörper und halb abgelösten Druckverband im Bett, bei offener Zimmertür. Auch die Bettdecke befand sich außerhalb des Bettes, sodass sich Frau Schwarz nur halb mit dem Flügelhemd bedecken konnte.

■ Was ist Macht?

Der Soziologe Max Weber definiert den Begriff Macht in seinem Buch *Wirtschaft und Gesellschaft* wie folgt:

„Macht bedeutet jede Chance, innerhalb einer sozialen Beziehung den eigenen Willen auch gegen Widerstreben durchzusetzen, gleichviel worauf diese Chance beruht" (vgl. Weber 2002, S. 28).

Weber deutet in seiner Definition auf den Widerwillen, gegen den die Chance zur Ausübung der Macht durchgesetzt werden kann. In der Position des Intensivpatienten, der unweigerlich durch seine Hilflosigkeit in einer Abhängigkeit zum Pflegenden steht, ist oft kein aktiver Widerwillen gegeben. Denn der Großteil der Intensivpatienten befindet sich in einem komatösen Zustand. Kommunikation ist zwar in einigen Fällen möglich, aber meistens nicht ausreichend, um auf einen aktiven Widerwillen hinzudeuten. Daraus resultiert für den Pflegenden eine leichtere Möglichkeit, die Machtposition in Hinblick auf den Patienten auszunutzen. Zudem gilt, dass Beziehungen, in denen zwischenmenschliche Abhängigkeiten bestehen, generell ein erhöhtes Potenzial des Machtmissbrauches aufweisen (vgl. Kienzle und Paul-Ettlinger 2012, S. 53). Wenn ein bestimmtes Ziel erreicht werden soll und durch einen Widerstand beeinflusst wird, so ist es immer Macht, die einem verhilft, das Ziel durch Durchsetzungsvermögen dennoch zu erreichen.

Nicht nur in der Pflege, sondern auch im alltäglichen Leben wird Macht in allen Positionen und Lebensbereichen ausgeübt oder durchgesetzt. In der Pflege aber wird Macht häufig mit dem Bereich der Fürsorge oder Ressourcen verwechselt. Wie oft versucht die Pflegekraft, den Patienten von irgendeiner Maßnahme zu überzeugen – nur, weil sie denkt, das würde ihm gut tun und ihn im Genesungsprozess fördern? In Wirklichkeit sind es aber viele Maßnahmen, die vom Patienten nicht gewünscht sind – so aber von der Pflege. Natürlich ist dieser Aspekt kritisch zu betrachten, denn in der Regel sind die Argumente, gewisse Maßnahmen jetzt durchzuführen, berechtigt. Zudem müssen Patienten in vielen Situationen auch in ihrem Genesungsprozess motiviert werden. Allerdings muss ganz konkret zwischen der Ressourcenförderung und dem Wunsch der Pflegekraft differenziert werden (vgl. Bohn 2015, S. 55 f.).

Beispiel

Ein Patient auf Allgemeinstation wird nach einer Operation am Magen von der Pflegenden an die Bettkante mobilisiert. Zur Pneumonieprophylaxe schlägt Pflegerin Nora dem Patienten vor, den Rücken einmal kalt abzureiben, sodass er einmal richtig tief durchatmen könne. Der Patient möchte diese atemstimulierende Maßnahme aber nicht, da ihm ohnehin schon etwas kühl ist und er froh wäre, wenn er sich wieder hinlegen könnte. Pflegerin Nora überredet den Patienten mit vielen Argumenten und reibt ihm schließlich den Rücken kalt ab. Dazu verwendet sie eine Orangenlösung, die im ersten Moment eine kühlende Wirkung auf der Haut hat und im zweiten Moment etwas wärmt. Allerdings kann es auch zu einem Brennen auf der Haut kommen, da etwas Alkohol in der Orangenlösung ist. Der Patient bemerkt die kühlende und wärmende Reaktion, allerdings auch das Brennen. Er verzieht das Gesicht, da es eine unangenehme Situation ist, versucht sich aber nichts anmerken zu lassen, da Pflegerin Nora es ja eigentlich auch nur gut gemeint hat und er ihr dankbar sein sollte (s. ◘ Abb. 2.11).

▪ Wie drückt sich Macht aus?

Um den eigenen Willen durchzusetzen oder ein bestimmtes Ziel zu erreichen, werden individuelle Instrumente der Macht angewandt. Je nach Situation, Ehrgeiz und Moral der Pflegekraft werden diese mehr oder weniger bewusst oder auch

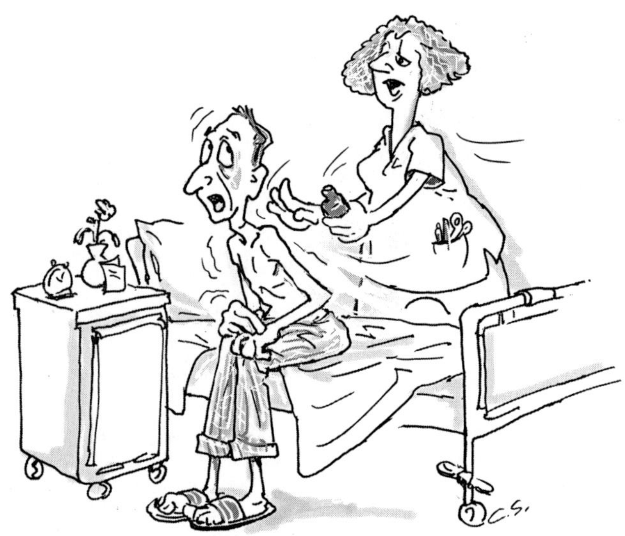

Abb. 2.11 Machtposition der Pflegekraft

unbewusst eingesetzt, um gewisse Ziele zu erreichen. Diese Ziele können eigene Aussichten des Patienten sein, die er gern erreichen möchte, um sich in seinem Genesungsprozess weiterzuentwickeln. In solch einer Situation nimmt die Pflegekraft eine motivierende Rolle ein. Andere Ziele können aber auch selbstgesetzte Ziele der jeweiligen Pflegekraft sein. Bei diesen Zielen meint es die Pflegekraft in der Regel nur gut, um den Patienten in seinen Ressourcen zu fördern. Allerdings ist diese Möglichkeit, die Ziele zu erreichen, bestimmt von Instrumenten der Macht. In der Regel werden diese Instrumente unbewusst benutzt, ohne das Wissen über die Konsequenzen für den Patienten. Denn dieser stimmt den Maßnahmen zum größten Teil zu, da er sich in der Pflegebeziehung mit seinem passiven

Part arrangiert hat und die Pflegekraft nicht enttäuschen oder der Konfrontation aus dem Weg gehen möchte.

Einige Instrumente der Macht zeigt ◘ Abb. 2.12.

■ Doch wie wird Macht in einem asymmetrischen Beziehungsverhältnis durchgesetzt?

Pflegende sind den Patienten grundsätzlich überlegen, nicht nur auf der physischen, sondern auch auf der psychischen Ebene. Eine körperliche Überlegenheit bewirkt zwangsläufig eine Dominanz in einer Beziehung, so auch in der Pflegebeziehung. Patienten können unbewusst eingeschüchtert

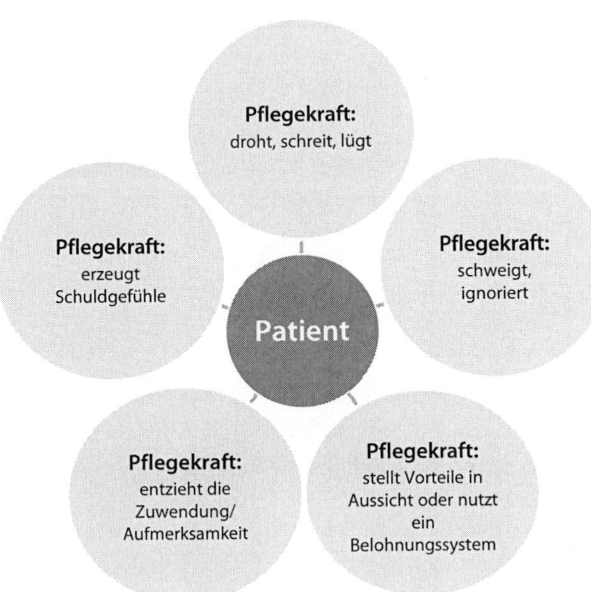

◘ **Abb. 2.12** Instrumente der Macht der Pflegekraft

werden, manchmal ohne dass der Pflegende sich dieses Umstands bewusst ist. Dennoch spielen Pflegende in vielen Situationen ihre Macht aus. Allein das Ignorieren der Patientenklingel, sodass der Patient mit einem Bedürfnis zum Warten aufgefordert wird, ist ein klarer Machtmissbrauch (vgl. Bohn 2015, S. 59 f.).

Zudem kann Macht in der Pflege in verschiedenen Formen ausgeübt werden (s. ◘ Abb. 2.13) (vgl. Susanne Schewior-Popp 2017, S. 189).

Diese vier Machtformen beeinflussen Pflegende oft unbewusst im Alltag mit den Patienten. Es kann ihnen schon bewusst sein, dass sie von Macht Gebrauch machen, um gewisse Entscheidungen treffen zu müssen. Jedoch kann es auch sein, dass sie ganz unbewusst Entscheidungen treffen müssen, da es von der Pflegeeinrichtung so vorgegeben wird, zum Beispiel bei der Allokationsmacht.

Zudem müssen nicht alle Machtformen klar negativ ausgelegt sein, im Gegenteil, sie können auch zum Wohle des Patienten eingesetzt werden. In dieser Funktion übernimmt die Pflegekraft eine unterstützende Rolle zum Schutz des Patienten.

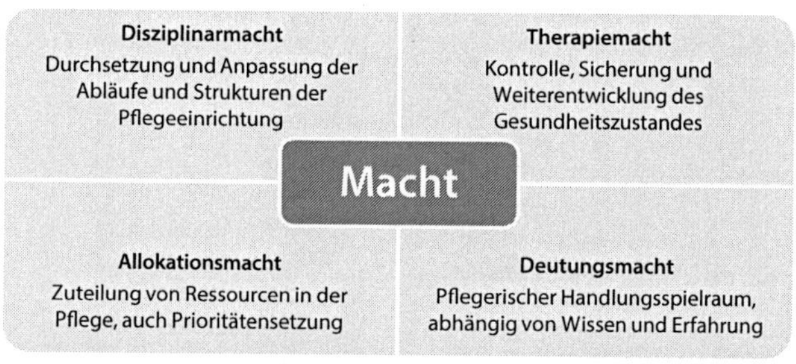

◘ **Abb. 2.13** Formen der Macht in der Pflege

Fazit

In einer Pflegebeziehung ist die Machtposition deutlich dem Pflegenden zugesprochen, nicht nur physisch, sondern auch psychisch. Durch bestimmte Instrumente kann der Pflegende seine Machtposition ausnutzen, um gewisse Ziele zu erreichen. Dennoch muss die Machtausübung nicht immer negativ sein, sondern sie kann auch positiv gewertet werden, beispielsweise zum Wohl des Patienten oder zur Weiterentwicklung im Genesungsprozess. Dennoch ist es wichtig, dass Pflegende sich ihrer Machtposition bewusst sind und respektvoll und achtsam mit ihr umgehen.

Literatur

Bibliographisches Institut (o. J.) ► www.duden.de. ► http://www.duden.de/rechtschreibung/Patient. Zugegriffen: 26. Juni 2016

Bohn C (2015) Macht und Scham in der Pflege – Beschämende Situationen erkennen und sensibel damit umgehen. Reinhardt, München

Brand-Hörsting B (o. J.) ► CNE.online – certified nursing education. ► https://cne.thieme.de/cne-webapp/r/pdf/learningunit/10.1055_s-0033-1353525. Zugegriffen: 2. März 2019

Deutscher Berufsverband für Pflegeberufe (o. J.) ► www.deutscher-pflegerat.de. ► http://www.deutscher-pflegerat.de/Downloads/DPR%20Dokumente/ICN-Ethik-E04kl-web.pdf. Zugegriffen: 26. Juni 2016

Eggert F (2017) ► www.springerpflege.de. ► https://www.springerpflege.de/intensivstation/ausserklinische-intensivpflege/intensivstation-ueberwachung-therapie-und-pflege-/15286164. Zugegriffen: 13. Mai 2019

Ekert B, Eckert C (2019) Psychologie für Pflegeberufe, 4. Aufl. Georg Thieme, Stuttgart

Forster A (2017) Visite!, 1. Aufl. Springer, Heidelberg

Hänsel M, Matzenauer A (2009) Ich arbeite, also bin ich? Sinnsuche und Sinnkrise im beruflichen Alltag, 1. Aufl. Vandenhoeck & Ruprecht, Göttingen

Hartdegen K (1996) Aggression und Gewalt in der Pflege, 1. Aufl. Gustav Fischer, Stuttgart

Kellnhauser E, Schewior-Popp S, Geissner U, Gümmer M, Ullrich L, Juchli J (2004) Pflege – Professionalität erleben, 10. Aufl. Thieme, Stuttgart

Kienzle T, Paul-Ettlinger B (2012) Aggression in der Pflege, 6. Aufl. Kohlhammer, Stuttgart

Landesrettungsdienstbeirat Thüringen (o. J.) ► http://www.itw-thueringen.de. ► http://www.itw-thueringen.de/index.php?id=27. Zugegriffen: 26. Juni 2016

Lauber A (2018) Grundlagen beruflicher Pflege, 4. Aufl. Thieme, Stuttgart

Osterbrink J, Andratsch F (2015) Gewalt in der Pflege – Wie es dazu kommt. Wie man sie erkennt. Was wir dagegen tun können, 1. Aufl. Beck, München

Schewior-Popp S, Sitzmann F et al. (2017) Thiemes Pflege – Das Lehrbuch für Pflegende in Ausbildung, 13. Aufl. Georg Thieme, Stuttgart

Weber M (2002) Wirtschaft und Gesellschaft: Grundriss der verstehenden Soziologie, 5. Aufl. Mohr Siebeck, Tübingen

Gewalt in der (Intensiv)Pflege

A. Schünemann, *Nur gut gemeint?*, Top im Gesundheitsjob,
https://doi.org/10.1007/978-3-662-60574-5_3

In vielen Lebensbereichen kann es zu Gewalt kommen, so auch in der Pflege. Gewalt ist aus Gründen von Angst, Scham und fehlenden Beweismitteln der Opfer und Täter immer noch ein Tabuthema – ganz besonders in der Pflege. Denn eigentlich dienen Pflegeeinrichtungen den Patienten zu Schutz, Hilfe und Fürsorge. Wird in der Öffentlichkeit über Gewalt in der Pflege berichtet, so ist dies sofort ein Skandal. In den letzten Jahren wird immer häufiger in den Medien über solche Fälle berichtet. Ein verheerender Fall ist der des Krankenpflegers Niels H. aus Wilhelmshaven, der bewusst über 100 Intensivpatienten tötete. Mittlerweile ist er nach einem langen Mordprozess zu einer lebenslangen Haftstrafe wegen 85-fachen Mordes verurteilt. Dieser Fall ist sicherlich eine der schlimmsten Mordserien in der Pflege, allerdings kein Einzelfall. Allein im deutschsprachigen Raum sind mehr als zehn Fälle bekannt und verurteilt (vgl. Beine 2011, S. 11).

Eines ist dennoch klar: Gewalt in der Pflege existiert, auch wenn sie immer noch als Tabuthema behandelt wird. Doch Gewalt geschieht nicht immer absichtlich, um den Patienten bewusst zu schaden. In vielen Fällen oder Situationen entsteht Gewalt ganz ohne Absicht. Die Pflegenden sind unterschiedlichsten Faktoren ausgesetzt, sodass Gewalt eigentlich aus dem Pflegealltag nicht wegzudenken ist. Im Gegenteil, leider ist Gewalt schon seit vielen Jahren ein fester Bestandteil in Pflegeeinrichtungen geworden. Hierbei ist nun besonders wichtig, ganz klar zu differenzieren, wann Gewalt absichtlich angewandt wird und wann nicht, wann Patienten Schaden zugeführt wird und wer dafür verantwortlich ist. Die Pflege ist ein Berufsfeld, welches immer noch weit unterschätzt wird. Dabei werden von der Pflege so vielseitige Kompetenzen abverlangt wie von fast keinem anderen vergleichbaren Beruf. Natürlich arbeiten Pflegende unter hohen Belastungen und versuchen ausnahmslos, allen Anforderungen gerecht zu werden. Dazu kommen Vorschriften, Richtlinien, Strukturen und Prozesse der jeweiligen Pflegeeinrichtungen, die es dem Pflegenden oft nicht einfach machen, adäquate Pflege leisten zu können. Gewalt innerhalb einer pflegerischen Versorgung wird oft nicht als Gewalt wahrgenommen, ganz besonders in der häuslichen Pflege. Daher ist es umso wichtiger, auf Gewalt aufmerksam zu machen und differenzieren zu können, wie Gewalt in der Pflege entstehen kann, und welche Auslöser getriggert werden müssen, dass Patienten Schaden nehmen, obwohl sie doch eigentlich nur Unterstützung im Genesungsprozess benötigen (vgl. Osterbrink und Andratsch 2015, S. 43).

3.1 Studienberichte und Analysen

Gewalt in der Pflege ist immer noch ein sehr kritisches Thema. Es wird sehr ungern darüber gesprochen, denn eigentlich dürfte Gewalt gerade in der Pflege kein Thema sein. Dennoch existieren unzählige Gewalterfahrungen in Form von Berichterstattungen, Fallsituationen oder Studien. Der größte Anteil der Studien beschäftigt sich mit Analysen zu Gewalt an älteren Menschen, also Pflegebedürftigen, die in Pflegeeinrichtungen oder im häuslichen Umfeld von Angehörigen oder einem ambulanten Pflegedienst versorgt werden. Studien zu Gewalt in der Intensivpflege sind nicht präsent, lediglich eine vergleichbare

Studie zu Gewalt in der stationären Langzeitpflege (Görgen et al. 2012, S. 6 ff.).

Die Studienlage zur Gewalt in der Pflege hat ihren Ursprung in Amerika. Dort wurden die ersten Studien veröffentlicht, um auf dieses Phänomen aufmerksam zu machen. In Deutschland wurde im Jahr 1995 die erste Studie zur Problematik der Gewalt in der Pflege veröffentlicht (vgl. Freifrau von Hirschberg et al. 2009, S. 13 f.). Der deutsche Rechtswissenschaftler, Psychologe und Kriminologe Peter Wetzels präsentierte 1995 in der Studie „Kriminalität im Leben alter Menschen" erste Ergebnisse im Hinblick auf die pflegerische Betreuung (vgl. Hamburg 2016). Wetzels et al. befragten über 2600 Teilnehmer der Studie, die bereits über dem 60. Lebensjahr waren, zu persönlichen Gewalterfahrungen in der häuslichen Pflege (s. ◘ Tab. 3.1; vgl. Freifrau von Hirschberg et al. 2009, S. 14).

Fazit

Bereits 1995 konnte anhand der Studie von Wetzels et al. Gewalt anhand verschiedenen Gewalterfahrungen in der häuslichen Pflege nachgewiesen werden. Besonders betroffen sind hier Pflegebedürftige ab dem 60. Lebensjahr, die während ihrer Pflegebedürftigkeit im häuslichen Umfeld Gewalt erfahren mussten.

◘ Tab. 3.1 Persönliche Gewalterfahrungen in der häuslichen Pflege nach Wetzels et al.

Persönliche Gewalterfahrungen in der häuslichen Pflege	
3,4 %	Körperliche Gewalt
2,7 %	Vernachlässigung
2,7 %	Medikamentenmissbrauch
1,3 %	Wirtschaftliche Ausnutzung
0,8 %	Chronische Verbalaggression

Eine weitere deutsche Studie zum Thema Gewalt in der Pflege wurde von Prof. Dr. Görgen im Jahr 2012 veröffentlicht. Görgen et al publizierten in ihrer Studie „Kriminalitäts- und Gewalterfahrungen im Leben älterer Menschen“ Ergebnisse zu Gefährdungen älterer und pflegebedürftiger Menschen (vgl. Görgen et al. 2012). Im Mittelpunkt dieser Untersuchung stehen Gewalterfahrungen durch Pflegende von Bewohnern aus Altenpflegeheimen und in der häuslichen Pflege. In ◘ Tab. 3.2 werden die verschiedenen Befragungsgruppen dargestellt (vgl. Görgen et al. 2012, S. 8).

Insgesamt wurden 3030 Opfer im mittleren bis höheren Erwachsenenalter (40–85 Jahre) zum Thema Gewalt in der Pflege befragt. Mitunter war eine Frage, welche Gewalterfahrungen – differenziert nach psychischer Aggression und physischer Gewalt – in der häuslichen Pflege erlebt wurden (s. ◘ Abb. 3.1; vgl. Görgen et al. 2012, S. 21 f.).

Zudem wurde analysiert, wie viele der Befragten durch Haushaltsmitglieder, Familienangehörige oder anderen Personen während der pflegerischen Betreuung schlecht behandelt wurden. Bei der schlechten Behandlung wird hier unterschieden zwischen pflegerischer Vernachlässigung, Missachtung der Autonomie/Würde, Freiheitseinschränkung und finanzieller Ausbeutung (s. ◘ Tab. 3.3; vgl. Görgen et al. 2012, S. 23).

◘ **Tab. 3.2** Befragungsgruppen der Studie „Kriminalitäts- und Gewalterfahrungen im Leben älterer Menschen" (Görgen et al. 2012)

Kriminalitäts- und Gewalterfahrungen im Leben älterer Menschen	
3030 Befragte	Bundesweite Opferbefragung
503 Befragte	Befragung der ambulanten Pflegekräfte
254 Befragte	Befragung pflegender Angehöriger

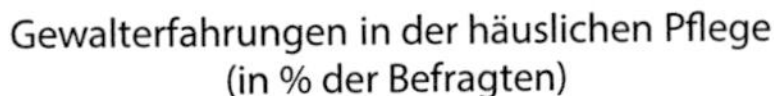

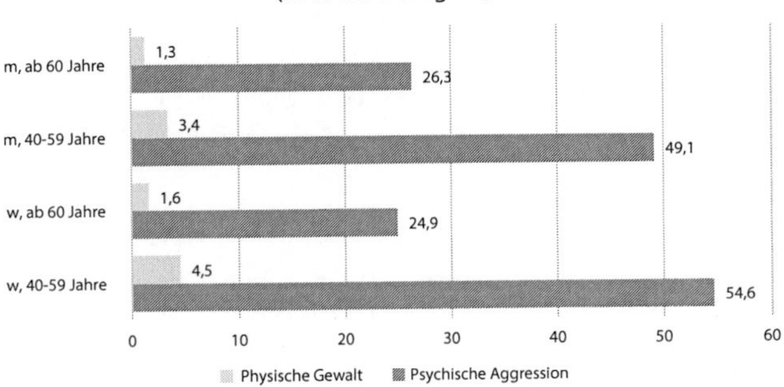

Abb. 3.1 Gewalterfahrungen in der häuslichen Pflege nach Görgen et al. (2012)

Tab. 3.3 Schlechte Behandlung in der häuslichen Pflege nach Görgen et al. (2012)

Schlechte Behandlung in der häuslichen Pflege (in % der Befragten)		
Schlechte Behandlung in Form von	**Frauen**	**Männer**
Finanzieller Ausbeutung	4,3	13,4
Missachtung der Autonomie/Würde	2,1	3,0
Freiheitseinschränkung	10,6	16,2
Pflegerischer Vernachlässigung	7,7	4,0

In einem weiteren Untersuchungskapitel wurden in der Summe 503 ambulant tätige Pflegekräfte von unterschiedlichen Pflegediensten zu Gewalterfahrungen befragt. Insgesamt gaben 39,7 % an, ein problematisches Verhalten gegenüber den pflegebedürftigen Menschen gezeigt zu haben (s. ◘ Tab. 3.4; vgl. Görgen et al. 2012, S. 30 f.).

Außerdem wurden 254 pflegerisch tätige Angehörige ebenfalls zu einem problematischen Verhalten in der Beziehung zu ihrem Familienmitglied befragt. Hier gaben insgesamt 53,2 % ein problematisches Verhalten an (s. ◘ Tab. 3.5; vgl. Görgen et al. 2012, S. 33 f.).

Fazit

Auch mit dieser Studie konnte bestätigt werden, dass besonders ältere pflegebedürftige Menschen Opfer von gewalttätigen Handlungen werden. Diese Gewalterfahrungen werden besonders im häuslichen Umfeld durch ambulante Pflegedienste oder pflegende Angehörige erlebt.

Weitere Studien zum Thema Gewalt in der Pflege wurden vom Zentrum für Qualität in der Pflege (ZQP) durchgeführt. Die Studie „Aggression und Gewalt in der Pflege" wurde im Jahr 2014 veröffentlicht. In dieser anonymen Bevölkerungsumfrage

◘ **Tab. 3.4** Problematisches Verhalten gegenüber Pflegebedürftigen der ambulanten Pflege nach Görgen et al. (2012)

Problematisches Verhalten gegenüber Pflegebedürftigen in der ambulanten Pflege (in % der Befragten)	
Medikamentöse Freiheitseinschränkung	3,8
Physische Misshandlung	8,5
Mechanische Freiheitseinschränkung	9,6
Psychosoziale Vernachlässigung	16,0
Pflegerische Vernachlässigung	18,8
Verbale Aggression	21,6
Insgesamt	39,7

■ Tab. 3.5 Problematisches Verhalten gegenüber Pflegebedürftigen als pflegender Angehöriger nach Görgen et al. (2012)

Problematisches Verhalten gegenüber Pflegebedürftigen als pflegender Angehöriger (in % der Befragten)	
Mechanische Freiheitseinschränkung	1,2
Medikamentöse Freiheitseinschränkung	4,4
Verbale Aggression	6,3
Psychosoziale Vernachlässigung	13,5
Physische Misshandlung	19,4
Pflegerische Vernachlässigung	47,6
Insgesamt	53,2

wurden insgesamt 2521 Bürger ab dem 18. Lebensjahr der deutschen Bevölkerung befragt (Vgl. Eggert und Sulmann 2014). Diese Umfrage zielte auf verschiedene Bereiche zum Thema Gewalterfahrungen ab, einerseits auf Erfahrungen mit unangemessenem Verhalten und Gewalt in der Pflege und andererseits auf das persönliche Erleben von Gewalt in der Pflege.

Eine Frage dieser Umfrage lautete: „Haben Sie schon einmal eine solche Situation bei anderen beobachtet – also, dass eine pflegende Person sich gegenüber einem Pflegebedürftigen – teilweise – aggressiv oder gewalttätig verhalten hat?“ (Vgl. Eggert und Sulmann 2014) (s. ■ Abb. 3.2).

„Und kam es schon einmal vor, dass Sie sich selbst in einer Belastungssituation schon einmal unangemessen verhalten haben, als Sie eine Person gepflegt haben bzw. bei Ihrer jetzigen Pflege?“ Befragt wurden hier nur Personen mit Pflegeerfahrungen (insgesamt 503 Befragte, s. ■ Abb. 3.3).

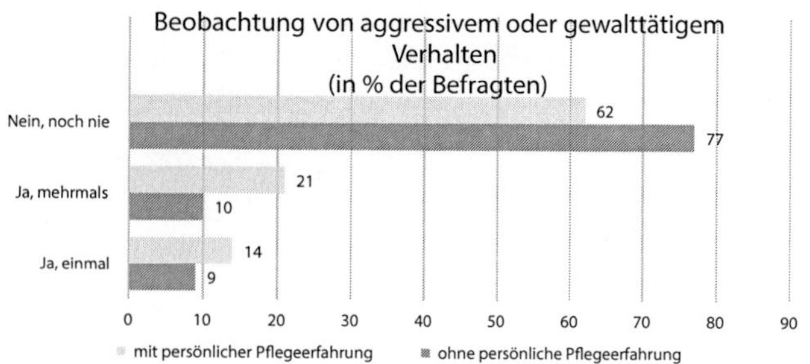

Abb. 3.2 Beobachtung von aggressivem oder gewalttätigem Verhalten nach ZQP

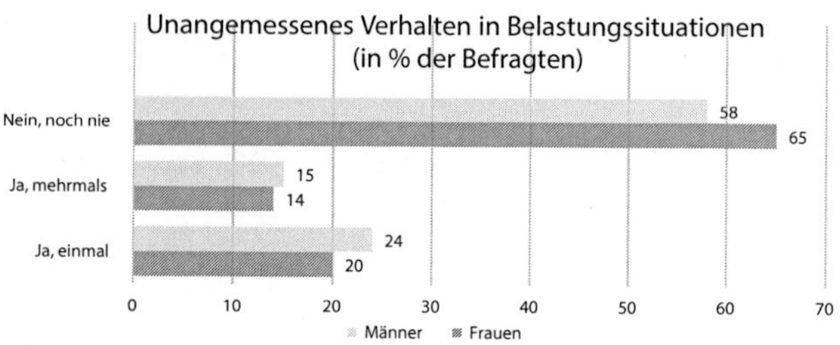

Abb. 3.3 Unangemessenes Verhalten in Belastungssituationen nach ZQP

„Und in welcher Weise haben Sie sich aus Ihrer Sicht problematisch verhalten?“ (s. Abb. 3.4).

Eine andere Studie des Zentrums für Qualität in der Pflege, „Gewalt in der stationären Langzeitpflege“, wurde im Jahr 2017 veröffentlicht. Befragt wurden hier 250 Teilnehmer, die als Pflegedienstleitungen oder Qualitätsbeauftragte in 250 verschiedenen stationären Einrichtungen tätig waren. Alle Befragten wurden gebeten, Aussagen zum Vorkommen von

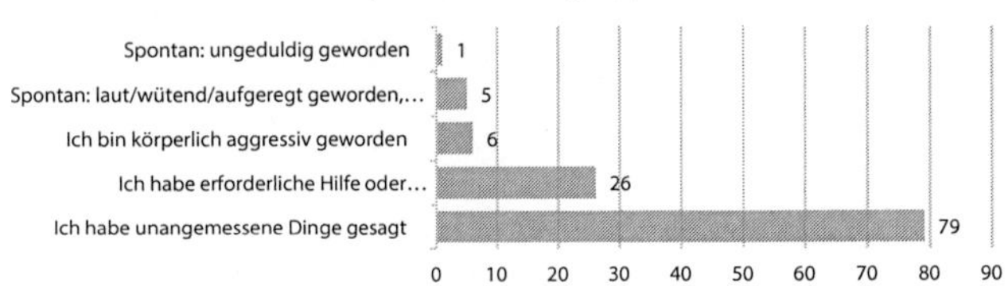

Abb. 3.4 Problematisches Verhalten aus Sicht der Pflegenden nach ZQP

verschiedenen Gewaltformen in der stationären Pflege zu machen (Vgl. Eggert et al. 2017). 47 % der Befragten gaben an, dass sie Aggressionen und Gewalt in der Pflege in der heutigen Zeit vor besondere Herausforderungen stellen (Vgl. Eggert et al. 2017). Bei den Fragestellungen wurde gezielt darauf geachtet, dass die Frage anschaulich und kurz formuliert war, sodass den Befragten die Möglichkeit gegeben wurde, sich in die verschiedenen Situationen der genannten Gewaltformen hineinzuversetzen.

1. Verbale Aggressivität: „*Und wie ist es mit verbaler Aggressivität von professionellen Pflegekräften gegenüber Pflegebedürftigen, also zum Beispiel durch Anschreien oder herabsetzende Bemerkungen?*“
2. Vernachlässigung: „*Und wie ist es damit, dass professionelle Pflegekräfte den Pflegebedürftigen Hilfe vorenthalten, also zum Beispiel Inkontinenz-Material nicht wechseln, obwohl es nötig wäre?*“
3. Körperliche Gewalt: „*Und wie ist es mit körperlicher Gewalt von professionellen Pflegekräften gegenüber Pflegebedürftigen, also zum Beispiel durch Schubsen, hart Anfassen oder Schlagen?*“

4. Freiheitsentziehende Maßnahmen: *„Und wie ist es damit, dass professionelle Pflegekräfte die Pflegebedürftigen gegen ihren Willen in der Bewegungsfreiheit einschränken, also zum Beispiel durch Festbinden, Einschließen oder die Gabe von nicht angezeigten Medikamenten?“*
5. Finanzieller Missbrauch: *„Wie ist es damit, dass professionelle Pflegekräfte die Hilflosigkeit der Pflegebedürftigen ausnutzen, um sich selbst finanziell zu bereichern, also zum Beispiel Unterschriften unter Verträge erzwingen oder Geldgeschenke einfordern?“* (Vgl. Eggert et al. 2017) (s. ◘ Tab. 3.6)

Fazit

Beide Studien des Zentrums für Qualität in der Pflege belegen, dass Gewalt in der Pflege existiert. Es wurden mehrere Berufsgruppen der Pflege, Angehörige und auch Pflegedienstleitungen oder Qualitätsbeauftragte befragt. Die Gewaltformen der verbalen Aggressivität und der Vernachlässigung stechen in den Auswertungen mit einem höheren Aufkommen hervor, besonders in der häuslichen Pflegeversorgung durch Angehörige.

3.2 Wie definiert sich Gewalt in der (Intensiv)Pflege?

Das Phänomen Gewalt in der Pflege zeigt in seiner Formulierung einen deutlichen Widerspruch. Es verbindet zwei Begriffe miteinander, die unterschiedlicher nicht sein könnten. Auf den ersten Blick bildet sich ein Paar voller Gegensätze. Der Begriff „Pflege“ beschreibt ein prosoziales Verhalten gegenüber Menschen, die eine bedeutsame Unterstützung in ihrer Lebensqualität benötigen oder in Anspruch nehmen müssen. Gewalt hingegen wird grundsätzlich mit etwas Negativem verbunden. Wird Gewalt in verschiedenen Formen und auf diversen Ebenen ausgeübt, so wird immer versucht, einer anderen Person

Tab. 3.6 Vorkommen der Gewaltformen in der stationären Langzeitpflege nach ZQP

Vorkommen der Gewaltformen in der stationären Langzeitpflege (in % der Befragten)					
Gewaltformen	**Nie**	**Selten**	**Gelegentlich**	**Oft**	**Keine Angabe**
Verbale Aggressivität	20	55	23	2	0
Vernachlässigung	42	39	17	2	1
Physische Gewalt	54	38	7	1	0
Freiheitsentziehende Maßnahmen	67	35	5	4	1
Finanzieller Missbrauch	79	18	3	0	0

oder Gruppe den eigenen Willen aufzuzwingen, wobei soziale und strafrechtliche Normen missachtet oder verletzt werden können. Gewalt in der Pflege zielt nicht nur auf rein körperliche Schäden ab, wie es der erste Gedanke vermuten lässt. Im Gegenteil, Gewalt in der Pflege ist sehr vielseitig. Auch ein verbal aggressives und demütigendes Verhalten oder fehlende Maßnahmen der pflegerischen Vernachlässigung sind feste Bestandteile von Gewalt in der Pflege. Dazu zählen auch Eigentums- oder Vermögensdelikte an älteren Menschen, besonders in der häuslichen Pflege. Diese spezielle Form der Gewalt umfasst also nicht nur ein aktives Verhalten, sondern auch das Unterlassen von diversen Handlungen, die eigentlich im Sinne der pflegebedürftigen Person gewesen wären (Görgen 2017, S. 8 f.).

Wird das Thema Gewalt in der Pflege betrachtet, dann muss nicht nur der Begriff Gewalt im Hinblick auf die Pflege, sondern es müssen auch Begriffe wie Frustration und Aggression definiert werden. Ein bedeutungsvoller Faktor in der Begriffsdefinition ist die Abgrenzung von Gewalt und Aggression. Denn ein aggressives Verhalten lässt sich nur sehr schwer von Gewalt differenzieren, besonders in Bezug auf die Pflege.

3.2.1 Gewalt

Eine eindeutige und klare Begriffsdefinition von Gewalt scheint nahezu unmöglich. Verschiedene Philosophen, Soziologen, Wissenschaftler und Psychologen definieren Gewalt unterschiedlich. Die Definitionen sind teilweise abhängig vom betrachteten Umfeld des Verfassers und davon, in welchem Umfang Gewalt definiert werden soll.

■ Gewalt nach Margret Dieck

Eine der bekanntesten deutschen Vertreterinnen der Gerontologie ist Margret Dieck. Der Hauptfachbereich fast aller von ihr veröffentlichten Arbeiten bezieht sich auf die verschiedenen Lebenssituationen sozial benachteiligter älterer Menschengruppen (vgl. Naegele und Schütz o. J.). In diesem Bereich steht für Margret Dieck oft Gewalt im Mittelpunkt. Sie versteht Gewalt „als eine systematische, nicht einmalige Handlung oder Unterlassung mit dem Ergebnis einer ausgeprägt negativen Einwirkung auf die Befindlichkeit des Adressaten" (vgl. Grond 2007, S. 13). Somit behandelt Dieck Gewalt in verschiedenen Aspekten:

1. Gewalt wird nicht nur aktiv durch körperlichen oder psychischen Schaden ausgeübt, sondern auch durch passive Vorgehensweisen wie Unterlassungen. Das bedeutet: Wird ein Patient zu grob angefasst oder sogar geschlagen,

dann ist es ebenso Gewalt, wie wenn bestimmte Maßnahmen, etwa Mundpflege oder Positionswechsel, nicht durchgeführt werden.
2. Dazu zählt auch das Ignorieren eines Patienten oder der jeweiligen Bedürfnisse. Muss ein Patient absichtlich lang auf Pflegemaßnahmen wie Intimpflege nach dem Stuhlgang warten, so ist das auch Gewalt.
3. Außerdem beschreibt Dieck einen Unterschied, in welchen Abständen und mit welcher Häufigkeit Gewalt angewandt wird. Denn Gewalt definiert sich nicht nur durch kontinuierliche Anwendung, sondern auch durch Einzelhandlungen, durch Dieck auch beschrieben als einmalige oder gelegentliche Entgleisungen (vgl. Weissenberger-Leduc und Weiberg 2011, S. 43 f.).

Margaret Dieck definiert somit Gewalt allgemein und bezieht sich auf keinen direkten Schwerpunkt. Sie beschreibt Gewalt als eine gut durchdachte Handlung, die mehrmals mit negativen Folgen für den Gewaltempfänger oder das Opfer ausgeübt wird. Allerdings bezieht sie in ihre Definition nicht nur den aktiven Teil von Gewalt mit ein, sondern definiert den passiven Anteil der Gewalt zudem mit.

Der Begriff Unterlassung beschreibt unter anderem ein Versäumnis. In Bezug auf Gewalt muss Unterlassung nicht immer aktiv ausgeübt werden. Sie kann auch durch ein passives Geschehnis wie beispielsweise eine unterlassene Hilfeleistung definiert werden.

■ Gewalt nach Weltgesundheitsorganisation (WHO)

Die WHO definiert Gewalt wie folgt:

Definition

Gewalt ist „[d]er absichtliche Gebrauch von angedrohtem oder tatsächlichem körperlichem Zwang oder physischer Macht gegen die eigene oder eine andere Person, gegen eine Gruppe oder Gemeinschaft, der entweder konkret oder mit hoher Wahrscheinlichkeit zu Verletzungen, Tod, psychischen Schäden, Fehlentwicklung oder Deprivation führt" (Weltgesundheitsorganisation 2003, S. 15).

Die Definition der WHO beschreibt Gewalt in den verschiedenen Formen gegen eine oder auch mehrere Personen beziehungsweise auch Gruppen mit möglichen Folgen für die Gewaltempfänger. Diese Definition ist konkret auf mehrere Bereiche wie beispielsweise soziale, kulturelle oder politische anzuwenden. Zudem umfasst die Definition zwischenmenschliche Gewalt wie auch suizidales Verhalten oder bewaffnete Auseinandersetzungen. Diverse Handlungen wie konkrete physische Taten, Drohungen oder auch Einschüchterungen zählt die WHO dazu. Als Folgen von Gewalt werden nicht nur körperliche Schäden wie Verletzungen oder der Tod genannt, sondern auch psychische Schäden, Deprivation oder Fehlentwicklungen, die das Wohlergehen der Gewaltopfer gefährden oder beeinflussen (Weltgesundheitsorganisation 2003, S. 16 f.).

Im Jahr 2003 definierte die WHO in der Toronto-Deklaration erneut Gewalt, aber diesmal in einem anderen Aspekt:

Definition

„Gewalt an alten Menschen ist eine einzelne oder wiederholte Handlung, oder das Fehlen einer angemessenen Handlung, die im Rahmen einer Beziehung geschieht, in der Vertrauen erwartet wird und die einer älteren Person Schaden oder Leid zufügt" (Weissenberger-Leduc und Weiberg 2011, S. 48).

In dieser Definition handelt es sich explizit um Gewalt gegenüber älteren Menschen, die innerhalb einer Beziehung zu diesen Menschen geschieht. Für diese Beziehung wird Vertrauen vorausgesetzt, aus dem bestimmte Erwartungshaltungen resultieren. Diese werden nicht erfüllt, sodass es zu Enttäuschungen in der Beziehung kommen kann. Alte Menschen bringen ihrem Gegenüber Vertrauen entgegen und werden durch Gewalttaten enttäuscht. Die WHO nimmt in dieser Definition einen klaren Bezug auf die Pflegebeziehung zwischen Pflegenden oder der jeweiligen Bezugsperson des alten Menschen und Pflegebedürftigen.

■ Gewalt nach Ursula Ruthemann

Prof. Dr. Ursula Ruthemann, Psychologin und Psychotherapeutin aus der Schweiz, publizierte verschiedene Bücher zu Aggressionen und Gewalt gegen alte Menschen. Laut Ruthemann wird immer dann von Gewalt gesprochen, „wenn eine Person zum Opfer wird" oder diese Person „vorübergehend oder dauernd daran gehindert wird, ihrem Wunsch oder ihren Bedürfnissen entsprechend zu leben." (Ruthemann 1993). Zudem bedeutet Gewalt auch, dass ein ausgesprochenes oder unausgesprochenes Bedürfnis des Opfers missachtet wird. Ruthemann unterscheidet in ihrer Definition auch nach verschiedenen Formen der Gewalt. So kann Gewalt durch eine Person (personale Gewalt) oder von gesellschaftlichen Strukturen (strukturelle Gewalt) verursacht werden. Allerdings muss bei der personalen Gewalt zwischen aktiver Gewaltanwendung im Sinne der Misshandlung und passiver Gewaltanwendung im Sinne der Vernachlässigung differenziert werden. Darüber hinaus zieht Ruthemann Verbindungen zu Aggressionen, da sich aus Aggressionen oft gewalttätige Handlungen entwickeln. Dennoch ist es ihr wichtig, dass mit der Einstufung von Gewalt nicht der oder die Schuldigen gesucht werden sollten, sondern eher auf die Opfer aufmerksam gemacht werden soll.

Fazit

Gewalt ist und bleibt ein gefährdendes Problem, besonders in der Pflege. Gewalt im Allgemeinen oder auch speziell in der Pflege entzieht sich einer exakten wissenschaftlichen Definition. Vielmehr definiert sich jeder Einzelne Gewalt anhand seiner Vorstellungen zu akzeptablen oder nicht akzeptablen Verhaltensweisen, unter Einfluss von Moralvorstellungen und/oder kulturellen Einflüssen. Dennoch sollten folgende Aspekte zum Thema Gewalt in der Pflege gesondert betrachtet werden:

1. Es gibt physische und psychische Gewaltausübungen
2. Sowie absichtliche, aber auch unabsichtliche Gewaltanwendungen
3. Gewalt tritt auf verschiedenen Ebenen (personal, strukturell wie auch kulturell) auf

3.2.2 Aggression

Definition

Aggression, lat. *aggressio,* wird ins Deutsche als „Angriff" übersetzt (Bibliographisches Institut o. J.). Größtenteils wird Aggression als ein zwischenmenschliches Verhalten beschrieben, welches von verbalen Ausdrücken, Drohungen oder auch physischen Attacken gekennzeichnet ist.

Aggression und Gewalt stehen in einem engen Zusammenhang, denn Aggression kann der Auslöser für Gewalt sein.

Die Psychologin Ruthemann beschreibt in ihrer Definition ebenfalls einen Zusammenhang zwischen Aggression und Gewalt. Sie definiert die beiden Begriffe allerdings unabhängig und grenzt sie wie folgt voneinander ab:

Aggressionen sind gekennzeichnet durch ein Verhalten mit der Absicht einer Schädigung. Diese Schädigung kann durch eine physische oder psychische Beeinträchtigung oder durch Unterlassung bestimmter Handlungen bei einer anderen

Person herbeigeführt werden. Ein Täter will somit einer anderen Person absichtlich Schaden jeglicher Art zuführen. Er verhält sich dahingehend aggressiv gegenüber dem Opfer. Zudem steckt in dem Begriff der Aggression auch das Gefühl, also die Wut, die der Täter spüren kann. Diese aggressiven Gefühle müssen aber nicht zu einer aggressiven Handlung führen. Diese Schwelle, die zwischen den Gefühlen und der eigentlichen Handlung steht, wird als Aggressionshemmung beschrieben. Je größer die jeweilige Aggressionshemmung ist, desto größer sind auch die Aggressionsgefühle sein, bis es zu einem Ausbruch, folglich einem Wutausbruch kommt. Diese Form des Ausbruches wird auch als schädigende Handlung gesehen, also als Gewalt. Gewalt lässt sich aber nur dann auf Aggressionen zurückführen, wenn der Täter die bekannten Bedürfnisse des Opfers absichtlich ignoriert oder missachtet. In den vielen Fällen, wo Gewalt durch Vernachlässigung vorkommt, lässt sich dies nicht auf Aggression zurückführen. Denn diese Form der Gewalt muss nicht aus einer Absicht heraus entstehen (vgl. Ruthemann 1993, S. 15 ff.).

Aggressionen oder aggressives Verhalten lassen sich in vier verschiedene Formen aufteilen (s. ◘ Tab. 3.7; vgl. Osterbrink und Andratsch 2015, S. 59 ff.):

■ Doch warum werden Menschen aggressiv?

Ein aggressives Verhalten gegenüber einer Person oder in einer bestimmten Situation entsteht nicht ohne einen Grund. Denn dieses Verhalten wird in der Regel durch bestimmte Faktoren getriggert:

- Aggression als gelernter Umgang mit Problemen
- Beleidigende Aussagen oder Gesten
- Aggressives Verhalten als Ventilfunktion
- Abwehraggression zum Schutz vor eigenen Ängsten
- Spontan entstandene Aggression aufgrund eines Vorfalls

Tab. 3.7 Formen von aggressiven Verhalten

Verbal aggressives Verhalten	– Beschimpfungen, Drohungen, Fluchen – keine körperlichen Schäden des Opfers, aber psychische Schäden sind möglich	Ein dementer Patient wird vom Pfleger bei der Intimpflege gedemütigt, da er inkontinent ist. Der Pfleger droht damit, den Patienten das nächste Mal im nassen Bett liegen zu lassen
Nonverbales aggressives Verhalten	– Androhungen von körperlicher Gewalt durch Mimik und Gestik Bsp.: Fäuste ballen oder erheben, Gegenstände erheben oder schwenken, spucken	Eine Patientin klingelt gefühlt den ganzen Tag wegen kleiner Dinge. Die Pflegerin geht genervt ins Zimmer und erhebt die Hand, geballt zu einer Faust, gegen die Patientin
Tätlich aggressives Verhalten	– Anwendung körperlicher Gewalt – körperliche Übergriffe – Beschädigung von Gegenständen	Ein tracheotomierter Patient rüttelt ständig am Bettgitter, um auf sich aufmerksam zu machen. Der Pfleger ist enorm genervt und klemmt dem Patienten die Finger zwischen dem Bettgitter ein, sodass er nicht mehr rütteln kann
Autoaggression	– Aggressionen, die gegen die eigene Person gerichtet sind	Bsp.: Suizid oder Selbstverletzungen

Fazit

Die Phänomene Gewalt und Aggression in der Pflege haben viele Gemeinsamkeiten und ähneln sich in mehreren Faktoren, allerdings müssen sie klar unterschieden werden. Denn Aggression ist immer noch ein Gefühl, welches sich zur Abwehr gegen ein bestimmtes Verhalten entwickelt hat, und Gewalt ist immer noch die schädigende Handlung.

3.2.3 Frustration

Definition

Der Begriff Frustration kommt aus dem Lateinischen und stammt vom Wort *frustra* ab, welches als „irrtümlich" oder „vergeblich" übersetzt wird. Von dem Gefühl der Frustration wird immer dann gesprochen, wenn ein zu erwartendes Bedürfnis nicht erfüllt wurde oder ein bestimmtes Verhalten nicht gelungen ist. Das Ergebnis von Frustration ist die Emotion der Enttäuschung (Vgl. Ruthemann 1993).

Wird ein zu erwartendes Bedürfnis durch Barrieren irgendeiner Art nicht erfüllt, dann gibt es verschiedene Möglichkeiten, mit dieser Enttäuschung und der jeweiligen entstandenen Frustration umzugehen. Die Frustrationstoleranz eines jeden Menschen beschreibt diesen Umgang. Wer zu einer niedrigen Frustrationstoleranz neigt, wird immer wieder Gefühle von großer Enttäuschung und Ärger zeigen, die bis zu einer Depression führen können. Wer hingegen eine hohe Frustrationstoleranz besitzt, lässt sich von unerfüllten Erwartungen nicht sonderlich beeinflussen. Er akzeptiert die Bedingungen und sucht einen anderen Lösungsweg. Je höher die Frustrationstoleranz ausgeprägt ist, desto weniger aggressive Verhaltensweisen sind vorhanden.

■ Gründe für Frustration in der Pflege

In der Pflege gibt es unzählige Gründe, die zu Frustrationen führen können. Jedoch liegt es immer an der jeweiligen Frustrationstoleranz des Pflegenden, ob und wie sich das Gefühl der Frustration entwickelt. Einige typische Beispiele wären:

1. Unerfüllte Wünsche im Dienstplan oder Probleme bei der Urlaubsgestaltung
2. Dienst auf Station mit zu wenig Kollegen durch Krankheitsausfälle
3. Streitigkeiten im Team
4. Mangelnde Kommunikation mit anderen Berufsgruppen (ärztliche Kollegen, Physiotherapeuten, Logopäden etc.)
5. Mangelnde Qualität des vorhandenen Materials oder Fehlen von Materialien
6. Unzureichendes Fortbildungsangebot
7. Zunahme der Tätigkeiten neben der Pflege am Patienten

■ Umgang mit Frustrationen

Das Gefühl der Frustration ist ein normales Gefühl, das jeden durch den Alltag begleitet, sei es in der Pflege oder im privaten Umfeld. Es gibt viele Strategien, um die Gefühle der Frustration zu überwinden.

Praxistipp

1. Du ärgerst dich über eine bestimmte Situation oder dein Plan ist gescheitert? Dann frage dich, ob diese negative Erfahrung nicht auch etwas Gutes mit sich bringen kann.
2. Benutze deine Frustrationen als Motivationshilfe, um neue Ziele zu erreichen. Die eigene Unzufriedenheit bestärkt oft die Kreativität, neue Lösungsansätze zu entwickeln.

3. Du erreichst deine Ziele nicht und findest keine neue Lösung? Dann versuche, die Gegebenheiten so zu akzeptieren, wie sie sind. Das Zauberwort ist hier Gelassenheit.

3.3 Wie entsteht Gewalt in der (Intensiv)Pflege?

Was sind nun die Auslöser von Gewalt in der Pflege, sei es in der allgemeinen Pflege, in der häuslichen Pflege oder auch im intensivmedizinischen Bereich? Zur Gewalt von Pflegenden gegenüber pflegebedürftigen Menschen kommt es nicht grundlos. Es sind immer mehrere Faktoren oder das Zusammenwirken komplexer Vorgänge, die Gewalt begünstigen oder auslösen können. Die Frage nach den Faktoren lässt sich nicht nur durch Aggressionen oder Frustrationen beantworten. Im Gegenteil, Gründe und Ursachen, die jede einzelne Belastbarkeitsgrenze beeinflussen, müssen zu den komplexen Vorgängen eigenständig betrachtet werden. Ob eine Pflegekraft gewalttätig gegenüber dem Patienten wird oder nicht, hängt von verschiedenen Belastungsfaktoren ab. Denn nicht jede Pflegekraft hegt ein Gewaltpotenzial. Es gibt verschiedene Aggressionstheorien, die Ursachen von Gewalt mit der Entstehung von Aggressionen begründen. Unter Berücksichtigung der einzelnen Belastungsfaktoren in der Pflege stellen sie ein gutes Instrument dar, um die Entstehung von Gewalt in der Pflege zu beantworten.

3.3.1 Frustrations-Aggressions-Hypothese

Die Psychoanalytiker Dollard und Miller entwickelten im Jahr 1939 die Frustrations-Aggressions-Hypothese. Diese besagt, dass Aggression ein Verhalten ist, welches aus dem Gefühl der Frustration entsteht. Dies bedeutet, dass Dollard und Miller davon überzeugt sind, dass es ohne Frustrationen zu keinen Aggressionen kommen kann. Wird ein zu erwartendes Bedürfnis nicht erfüllt, so ist der Erwartende über das Ergebnis frustriert. Die Frustration führt zu Ärger, welcher sich wiederum zu einer aggressiven Reaktion entwickelt. Aus dieser Reaktion ergibt sich das Potenzial zu Gewalt (s. ◘ Abb. 3.5; vgl. Kienzle und Paul-Ettlinger 2012, S. 21 ff.; Grond 2007, S. 22).

Das Potenzial zur Gewalt ist nach Dollard und Miller zwar das Ergebnis von Frustrationen und Aggressionen, muss aber nicht zwingend zum Ausbruch von Gewalt führen. Denn Aggressionen können durch verschiedene Strategien gehemmt werden und auch nicht alle Frustrationen sind stark genug, dass immer Aggressionen entstehen müssen. In der Regel können Frustrationen auch einfach verarbeitet werden, allerdings ist dies auch abhängig von der eigenen Frustrationstoleranz. Werden Frustrationen aber nicht verarbeitet, können sie in Depressionen oder Resignation enden. Zudem zählen noch andere Faktoren wie beispielsweise privater Stress dazu, die die eigene Belastbarkeitsgrenze reizen.

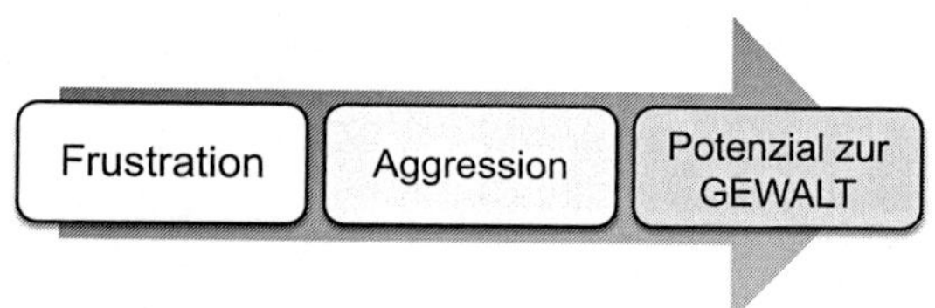

◘ **Abb. 3.5** Frustrations-Aggressions-Hypothese nach Dollard und Miller

Beispiel

Die Pflegerin Maja erscheint zum Spätdienst auf einer Intensivstation. Hier erfährt sie während der Übergabe, dass zwei Kollegen im Dienst ausfallen. Es müssen nun zwölf Intensivpatienten mit vier Pflegekräften versorgt werden. Das gesamte Team ist verärgert über diese Situation und beginnt den Dienst frustriert. Besonders Maja ist verärgert, da sie davon ausgeht, heute keine Pause machen zu können. Sie versorgt drei beatmungspflichtige, hämodynamisch stabile Patienten. Bei einem Patienten sind bereits im Frühdienst erste Abführmaßnahmen ergriffen worden, bisher ohne Erfolg. Pflegerin Maja führt einen Hebe-Senk-Einlauf mit mäßigem Erfolg durch. Nach Arztabsprache erhält der Patient Neostigmin® und führt daraufhin erfolgreich ab. Im Laufe des Dienstes wird er noch öfters abführen, sodass er mehrmals komplett pflegerisch versorgt werden muss. Dazu gehört auch der Wechsel eines Dekubitusverbandes am Steiß. Leider haben die Kollegen wenig Zeit, Maja zu unterstützen, sodass die Versorgung schnell und zweckmäßig erfüllt werden musste. Gegen Ende des Dienstes führt der Patient erneut ab. Die Reaktion der Kollegen auf Majas erneute Bitte um Hilfe fällt vorwurfsvoll aus. Maja ist frustriert über die Gesamtsituation und versorgt den Patienten aus Trotz allein. Der Verband am Steiß ist verschmiert, teilweise schon abgelöst, und hätte gewechselt werden müssen. Da Maja den Patienten aber nur mit großer Mühe allein versorgen kann, macht sie den Verband ab. Ohne einen erneuten Schutz auf dem Dekubitus anzubringen, lagert sie den Patienten. Sie hofft, dass der Nachtdienst den nötigen Verbandswechsel beim nächsten Positionierungswechsel erkennen und durchführen wird.

Das Bedürfnis der adäquaten Patientenversorgung konnte durch die Unterbesetzung und die drei zu versorgenden Intensivpatienten für Pflegerin Maja nicht erfüllt werden. Die daraus resultierende Frustration entwickelte sich im Laufe des Dienstes zu einer unprofessionellen Kommunikation im Team. Maja war verärgert und versorgte den Patienten allein. Die Notwendigkeit des Verbandswechsels wurde zwar erkannt, aber absichtlich nicht durchgeführt. Der

Patient beziehungsweise die Wundversorgung wurden aktiv vernachlässigt. Anhand der frustrierenden Situation handelte Maja aggressiv. Gewalt wurde in Form der aktiven Vernachlässigung seitens Pflegerin Maja ausgeübt. Die daraus resultierenden Folgen für den Patienten, der wahrscheinlich weiterhin abführen wird, sind absehbar. Es besteht die Gefahr der Wundinfektion des Dekubitus.

3.3.2 Triebtheorie: Psychoanalytisches Modell nach Freud

Der österreichische Mediziner und Psychiater Sigmund Freud entwickelte die psychoanalytische Theorie zur Entstehung von Aggressionen. Sein Grundsatz, dass allen Erlebnis- und Verhaltensweisen von eigenen Kräften (Trieben) bestimmt sind, beschreibt die elementare Grundlage seiner Theorie. Beeinflusst durch die Erfahrungen im ersten Weltkrieg nahm Freud an, dass alle Menschen einen Todestrieb besitzen. Durch bestimmte Faktoren kann sich jeder Trieb entwickeln und immer mehr Energie erzeugen, so auch der Todestrieb. Wenn sich nun bestimmte Triebe nicht äußern dürfen, so entwickeln sich Reaktionsweisen. Diese Reaktionsweisen in Bezug auf den Todestrieb können ein aggressives Verhalten darstellen. Doch auch dieses wurde durch Freud anhand der Frustrationstoleranz oder des Verlaufs der frühkindlichen Entwicklung schon differenziert. Ein aggressives Verhalten ist also nicht immer die Antwort auf bestimmte Triebe. Denn Freud beschrieb damals schon einige Abwehrmechanismen, um das Triebpotenzial zu beeinflussen (s. ◘ Tab. 3.8, s. ◘ Abb. 3.6; vgl. Hartdegen 1996, S. 21 ff.):

Tab. 3.8 Abwehrmechanismen nach Freud

Kompensation	Verhüllung einer Schwäche, indem besondere Stärken betont werden Bsp.: Ich kann den Patienten allein an die Bettkante setzen, da ich durch meine Erfahrung weiß, auf welche Dinge ich zu achten habe. Allerdings würde es dem Patienten besser gehen, wenn ihn zwei Pflegekräfte mobilisieren
Identifikation	Erhöhung des Selbstwertgefühls, indem eine emotionale Bindung an einer Person oder Institution erreicht wird Bsp.: Meine Kollegen schätzen mich sehr und wissen, dass ich immer sehr gewissenhaft arbeite, da ich mich in Gegenwart meiner Kollegen absolut perfekt darstelle. Aber, wenn ich im Nachtdienst allein bin, bemerkt keiner meinen aggressiven Umgang mit den Patienten
Projektion	Übertragung von Misserfolgen oder ablehnenden Verhaltensweisen auf andere Bsp.: Ich bin nicht der Einzige, der Sedativa ohne Anordnung verabreicht hat. Denn letzte Nacht habe ich Pfleger Julian auch dabei beobachtet
Rationalisierung	Eigene Verhaltensweisen oder Handlungen werden als gerechtfertigt begründet und sich selbst eingeredet Bsp.: Wenn meine Kollegen bei der letzten Reanimation dem Patienten die Rippen gebrochen haben, dann ist es nicht so schlimm, wenn mir mal die Hand ausrutscht
Regression	Zurückgehen auf eine frühere Entwicklungsstufe mit primitiven Reaktionen Bsp.: Wenn du mich anspuckst, dann spucke ich zurück

(Fortsetzung)

Tab. 3.8 (Fortsetzung)

Verdrängung	Unerwünschte Impulse werden nicht ins Bewusstsein aufgenommen Bsp.: Kollegin Monika kann mich unmöglich dabei gesehen haben, wie ich den Patienten absichtlich habe warten lassen. Aber ich hatte jetzt eben keine Zeit, ihm die Bettpfanne zu bringen

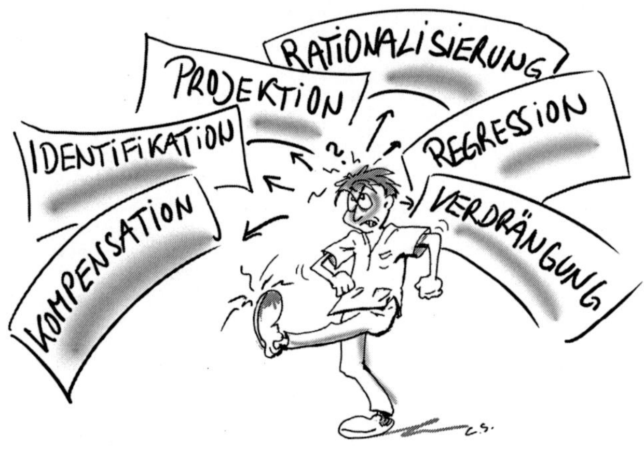

Abb. 3.6 Pflegekraft nach Freud

3.3.3 Belastungsfaktoren innerhalb einer Pflegebeziehung

Die Pflegetätigkeit ist ein Beruf, der nicht nur die Pflegenden, sondern auch die Pflegebedürftigen in vielen Situationen vor große Herausforderungen stellt. Denn beide Seiten können auf Pflegeumstände unterschiedlich reagieren. Ihre Reaktionen können in Frustrationen, aber auch in Provokationen enden. Die Pflegebeziehung ist eine sehr sensible, aber auch konfliktbehaftete Beziehung, die durch bestimmte Belastungen zu Eskalationen führen kann. Wenn die belastenden Umstände, getriggert von Stressfaktoren, zu einer Überforderung der Pflegekraft führen, so häuft sich nicht nur das Gefühl von Frustrationen, sondern das Aggressionspotenzial kann steigen und somit auch die Wahrscheinlichkeit aggressiver Reaktionen.

■ Intimität in der Pflege

Intimität in der Pflege beschreibt eine extreme Form der körperlichen Nähe zwischen Pflegenden und Pflegebedürftigen. Für Pflegende ist diese Form der körperlichen Nähe normal und gehört zum Berufsalltag wie das Medikamentenrichten. Allerdings bedeutet diese Intimität für den Pflegebedürftigen einen gewissen Kontrollverlust, der sich in unterschiedlichen Formen zeigen kann. Einige Pflegebedürftige entwickeln eine gewisse Gleichgültigkeit beim Thema Intimität und lassen sich ohne Gegenwehr pflegerisch versorgen. Andere Pflegebedürftige hingegen versuchen mit aller Kraft, den letzten Rest ihrer Unabhängigkeit zu erhalten, und möchten so viel wie möglich selbst erledigen. Dies ist allerdings nicht immer im Sinne der Pflegenden. Besonders in Altenpflegeeinrichtungen wird die Körperpflege im Bett durchgeführt, um Zeit zu sparen. Auch die Zeitpunkte der hygienischen Maßnahmen werden durch die Pflege bestimmt, um einen optimalen zeitlichen Ablauf gewährleisten zu können.

Aber auch Pflegende stellt die Intimität oft vor Herausforderungen. Einen komplett verwahrlosten Patienten pflegerisch zu versorgen oder übelriechende Körperflüssigkeiten zu beseitigen kann die Entwicklung von Abneigungen gegenüber diesen Pflegebedürftigen begünstigen. Denn diese Befangenheit macht es doch sehr schwer, eine gewisse Empathie für den Pflegebedürftigen zu entwickeln oder zu wahren (vgl. Osterbrink und Andratsch 2015, S. 159 ff.).

Beispiel

Frau Blume leidet an einer starken Form der Demenz und ist vor wenigen Tagen in eine spezielle Pflegeeinrichtung umgezogen. Pflegerin Jennifer betreut heute Frau Blume und freut sich auf den ersten Kontakt. Sie betritt das Zimmer und begrüßt Frau Blume herzlich. Leider findet sie Frau Blume nicht in einem normalen Zustand im Bett, sondern sie steht nackt mitten im Raum. Das ganze Zimmer ist mit Kot verschmiert, die Polster, die Wände, der Schrank, einfach alles. Frau Blume kann sich leider nicht erklären, wie das alles passiert sein soll, freut sich aber, ihr künstlerisches Werk demonstrieren zu können. Pflegerin Jennifer ist geschockt über diesen Zustand und zugleich völlig überfordert mit dieser Situation. Sie versucht, Frau Blume ins Bad zu begleiten. Diese wehrt sich allerdings und möchte noch ihr Kunstwerk bestaunen. Pflegerin Jennifer holt sich Hilfe von einer Kollegin. Nun versuchen beide gemeinsam, die sich immer stärker wehrende Frau Blume ins Bad zu bringen. Mit viel Kraft ist es vollbracht und sie sitzt in der Badewanne. Pflegerin Jennifer ist massiv angeekelt von der Gesamtsituation. Unter Zeitdruck und mit wenig Empathie wird Frau Blume pflegerisch versorgt.

■ Faktoren wie Alter, Tod, Krankheit und Leid in der Pflege

Faktoren oder Umstände wie Alter, Tod, Krankheit und Leid der Patienten bringen für Pflegende oft Schwierigkeiten mit sich, je nachdem, in welcher Art Pflegeeinrichtung die Patienten betreut werden. Denn in Einrichtungen der Langzeitpflege ist eine Genesung bis hin zur Entlassung in der Regel nicht vorgesehen, wohingegen in stationären Krankenhauseinrichtungen die Genesung oft das Ziel der pflegerischen oder auch medizinischen Behandlung darstellt. Pflegende arbeiten mit den Patienten immer in einer gewissen Erwartungshaltung, diese kann sich aufgrund von Wünschen oder Vorstellungen der Pflegenden, aber auch der Pflegebedürftigen definiert haben. In vielen verschiedenen Situationen können diese Erwartungen nicht in dem gewünschten Ausmaß erfüllt werden, sodass sich Pflegende oft im Gefühl der Hilflosigkeit befinden. So werden auch diverse kleine Erfolge nicht erkannt und die Enttäuschung, dem

Pflegebedürftigen nicht mehr sonderlich viel helfen zu können, steigt weiter an. Pflege wird als Endlospflege empfunden und als nächstes wird alles infrage gestellt, was mit der pflegerischen Betreuung des Bedürftigen in Verbindung steht. Natürlich wird der Tod oder auch das Leid der Pflegebedürftigen als Teil der Arbeit empfunden, dennoch stellen diese Umstände enorme psychische wie auch physische Belastungen der Pflegenden dar (vgl. Osterbrink und Andratsch 2015, S. 161 f.).

Beispiel

Pflegerin Tina arbeitet mittlerweile schon seit über 30 Jahren auf einer Intensivstation. Sie hat viele Patienten betreut, die sich nach einem akuten Ereignis wieder erholt haben und gesund entlassen werden konnten. Sie hat aber auch viele Patienten in den Tod begleitet oder sterben gesehen. Heute betreut sie Herrn Kern, der vor wenigen Tagen mit einem pulmonalen Infekt ins Krankenhaus kam. Herr Kern weist schon ein multimorbides Krankheitsbild auf, denn er hat ein Pankreas-CA im Endstadium mit diversen Metastasen in unterschiedlichen Organen. Dennoch konnte er in den letzten Monaten noch aktiv am Leben teilnehmen, bis aus einem anfänglichen Schnupfen eine ausgeprägte Lungenentzündung wurde. Herr Kern ist mittlerweile invasiv beatmet und hämodynamisch sehr instabil. Der Kreislauf kann nur aufgrund verschiedener Medikamente aufrechterhalten werden. Pflegerin Tina hat heute viele Gespräche mit den Angehörigen geführt und auch in Erfahrung bringen können, dass er diesen momentanen Zustand nie gewollt hätte, sodass der Tod in diesem Fall auch als Erlösung gesehen werden könnte. Nachdem die Angehörigen für heute gegangen sind, widmet sich Pflegerin Tina ihrem Patienten Herrn Kern. Nachdem sie ihn pflegerisch versorgt hat, ertappt sie sich dabei, wie sie sich Gedanken über eine nicht erkennbare Todesursache macht, um Herrn Kern von seinem Leid, dem Krebs und der intensivmedizinischen Betreuung zu erlösen.

■ Der Patient als Belastungsfaktor

Der „perfekte" Patient ist jener, der mehr oder weniger alles über sich ergehen lässt. Der keinen Widerstand leistet und alles macht, was der Pflegende ihm sagt oder abverlangt. Zudem stellt er auch die Arbeit der Pflegenden nicht infrage. Dieser „gute" Patient ist mit allem zufrieden und macht den Pflegenden im Prinzip keine Arbeit, wie es so schön im pflegerischen Volksmund beschrieben wird. Doch diese Art von Patient gibt es nur sehr selten, und wenn es ihn dann gibt, dann weckt er in der Regel ein tiefes Gefühl von Mitleid bei den Pflegenden. Dennoch beeinflussen die Eigenschaften der Patienten die Betreuung durch die Pflegenden. Ist ein Patient einer, der ein unkooperatives oder unzugängliches Verhalten zeigt, die Pflegearbeit erschwert oder behindert, dann wird dieser Patient oft als „schwer" oder „schwierig" bezeichnet. Dieser schwierige Patient wird oft anders betreut als der „gute" Patient. Die etwas andere Betreuung kennzeichnet sich meist durch mangelnde Kommunikation, Nichterhalten von Sonderleistungen, mangelnde Körperpflege bis hin zur Zufügung körperlicher Schäden (vgl. Osterbrink und Andratsch 2015, S. 163 f.).

Beispiel

Auf einer endokrinologischen Allgemeinstation findet gerade die Übergabe vom Frühdienst an den Spätdienst statt. Pfleger Fritz kommt völlig genervt aus Zimmer 7, da der Patient schon wieder wegen Nichtigkeiten geklingelt hat. Pfleger Fritz meint in die Runde: „Egal, wie und was ich mache, ich kann es ihm einfach nicht Recht machen. Ständig hat er einen Grund zum Nörgeln. Ich kann es nicht mehr hören. So ein schwieriger und anstrengender Patient. Geht bloß nicht zu ihm ins Zimmer, lasst ihn einfach mal ein bisschen warten, sodass er spürt, wer hier die Hosen anhat. Wenn er jetzt noch einmal wegen so belangloser Dinge klingelt, dann sag ich ihm mal, wozu ich noch so imstande bin."

■ Die Pflegekraft als Belastungsfaktor

Psychologische Faktoren wie persönliche Gewalterfahrungen oder Kindheitserlebnisse der Pflegenden können zu einem nicht unerheblichen Anteil einen negativen Einfluss nehmen. So kann die Gewaltentstehung in einer Pflegebeziehung gefördert werden. Oft leiden die Pflegenden an eigenen gesundheitlichen Problemen, sind depressiv oder erfahren Gewalt im privaten Umfeld. Es entstehen Übertragungsprozesse, wenn der Pflegebedürftige bei den Pflegenden in bestimmten Situationen negative Erinnerungen auslöst. Die Wahrnehmung der jeweiligen Übertragungsprozesse geschieht bei den Pflegenden sehr unbewusst. In der Regel kommt es zu einer Ablehnungshaltung gegenüber dem Pflegebedürftigen. Eine negative Grundhaltung kann in dieser Pflegebeziehung entstehen, ohne dass eine Partei genau weiß, warum dies so ist. Zu den negativen Erfahrungen des Pflegenden zählt auch das Helfersyndrom, an dem viele Pflegekräfte leiden. Die eigenen Erwartungen an die Arbeit mit dem Patienten werden sehr hoch angesetzt – der Pflegebedürftige soll die allerbeste Pflege erhalten, die ihm nur zusteht. Somit setzen sich die Pflegenden unterbewusst dauerhaft unter Druck, immer die optimale Pflege zu leisten. Meist geben sie sich selbst dabei auf, um sich für andere, seien es Kollegen oder auch Patienten, aufzuopfern. Daraus entwickelt sich ein übertriebener Perfektionismus, der zu weiteren Problemen führen kann, wenn der Pflegende nicht die genügende Wertschätzung erhält. Dauerhaft gesehen führen diese Umstände zu Enttäuschungen, Frustrationen und Wut, welche das Potenzial zur Gewalt begünstigen können (vgl. Osterbrink und Andratsch 2015, S. 165 ff.).

Beispiel

Pflegerin Elisa ist die engagierteste Pflegerin der Station. Sie hat in den letzten Jahren mehrere Weiterbildungen mit Auszeichnung absolviert und ist in den unterschiedlichsten Arbeitsgruppen der Klinik tätig. Von ihren Kollegen und auch von der Leitung wird sie sehr geschätzt. Elisa genießt diese Anerkennung, macht sich aber zudem auch große Sorgen um ihre Zukunft. Soll das jetzt schon alles sein? In den letzten Monaten leidet Elisa während der Patientenversorgung unter ihren Zusatztätigkeiten, da sie zu wenig Zeit für ihre Patienten hat. Gern hilft sie anderen Kollegen, wenn sie Fragen haben, und auch gern leitet sie die Arbeitsgruppen und hält Vorträge. Allerdings musste sie besonders im letzten Dienst einige Abstriche innerhalb der Patientenversorgung machen, da sie sonst nicht gewusst hätte, wie sie halbwegs pünktlich Feierabend machen kann. So kam es, dass sie die falsche Antibiose für ihre Patientin richtete und verabreichte. Aufgefallen war dieser Fehler durch eine allergische Reaktion der Patientin. Elisa erkannte den Fehler direkt und machte sich große Vorwürfe, allerdings auch ihren Kollegen und der Leitung. Denn wenn sie nicht so viele Zusatzaufgaben und nicht so unter Stress gestanden hätte, dann wäre ihr dieser Fehler nie passiert.

3.3.4 Belastungsfaktoren außerhalb einer Pflegebeziehung

Nicht nur Belastungsfaktoren innerhalb einer Pflegebeziehung können Frustrationen und Aggressionen auslösen und somit das Potenzial zur Gewalt fördern, sondern auch externe Umstände. Im Besonderen sind hier strukturelle Bedingungen der Pflegeeinrichtungen zu benennen. Dabei ist davon auszugehen, dass Kliniken der Maximalversorgung wahrscheinlich weniger durch fehlende Arbeitsmaterialien belastet sind als kleinere Kliniken, wobei die Fluktuationsrate in kleineren Kliniken wiederum weniger ausgeprägt ist als in Kliniken der Maximalversorgung. So hat doch jede einzelne Pflegeeinrichtung mit den unterschiedlichsten Problemen zu kämpfen, welche sich jedoch immer auf das Pflegepersonal auswirken und langfristig gesehen auch auf die Patienten.

■ Starre Strukturen in Pflegeeinrichtungen

Auch heute gibt es noch Pflegeeinrichtungen, bei denen der Tagesablauf durch feste Strukturen geprägt ist. Eigenschaften von Individualität und Eigenständigkeit oder ressourcenförderndes Arbeiten sind in diesen Einrichtungen nahezu unmöglich. Das Ziel, die Kontrolle über alle Pflegebedürftigen und auch Pflegenden zu besitzen, lässt keinen Freiraum für eine individuelle Gestaltung des Schichtablaufs. Diese strukturellen Zwänge erschweren die Zusammenarbeit aller Parteien und führen dauerhaft zu enormem Konfliktpotenzial, was die Entstehung von Frustrationen, Aggressionen und Gewaltgeschehnissen fördert (vgl. Osterbrink und Andratsch 2015, S. 169 f.).

Beispiel

Frau Eckert wurde vor einigen Tagen in einem Pflegeheim untergebracht. Sie selbst wollte eigentlich nie in solch eine Einrichtung, aber sie kann sich nicht mehr komplett selbstständig versorgen und möchte auch nicht ihren Kindern zur Last fallen. Heute bekommt sie zum ersten Mal Besuch von ihren Kindern und ist völlig aufgelöst. Sie erzählt, dass jeder Tag gleich beginnt. Gegen 7 Uhr kommt die erste Pflegerin, macht sie wach und dann geht es direkt ins Bad zum Waschen. Ob sie möchte oder nicht, sie habe keine Wahl. Nach diesem schrecklich schnellen Waschablauf wird sie in den Speisesaal gebracht, wo sie immer neben jemand anderem sitzt. Auch diesen Platz könnte sie sich nicht aussuchen, auch das entscheidet die Pflegerin. Hinzu kommt, dass die Mahlzeiten zu festen Zeiten verteilt werden. Wenn man zu diesem Zeitpunkt noch keinen Appetit habe, dann habe man wohl Pech gehabt. Denn aufgehoben wird hier nichts. Auch das Nachmittagsprogramm sei sehr einfältig. Es gäbe ja eh nur einen Fernseher, aber dieser dürfe nur abends benutzt werden. Dann muss man wieder ins Bett. Weiter erzählt Frau Eckert, dass sie sich immer mehr in ihr Zimmer zurückgezogen habe, was sie sich aber leider auch mit jemandem teilen müsse, den sie gar nicht leiden kann. Die Kinder sind schockiert über diese Umstände und sprechen direkt mit der Heimleitung, allerdings ohne Erfolg, denn die Heimleitung ist von den festen Strukturen mit den Regeln überzeugt. Nur so könne ein optimaler Tagesablauf gewährleistet werden.

■ Personalsituation in der Pflege

Ein nicht ganz unerheblicher Faktor, besonders in der heutigen Situation, ist die personelle Unterbesetzung in diversen Pflegeeinrichtungen. Personalmangel und ein nicht adäquater Pflegeschlüssel tragen dauerhaft zu einer hohen Arbeitsbelastung und Stress der Pflegenden bei. Es herrscht ein ständiger Begleiter von Zeitdruck, Arbeitsdruck, Erfolgsdruck und von eigenem Druck, den sich jeder Pflegende macht, um optimale Pflege gewährleisten zu können. Pflegende werden gezwungen, ihre Tätigkeiten zu priorisieren und teilweise auf das Notwendigste zu reduzieren. Abstriche machen Pflegende meist bei sich selbst, denn lieber verzichten sie auf ihre Pause, um ihre Patienten pflegerisch versorgen zu können. Doch dieser Zustand führt auf Dauer zu Enttäuschungen, Frustrationen und reduzierter Motivation. Pflegekräfte sind dadurch am Limit ihrer psychischen und physischen Kräfte. Es folgt die Überforderung bis hin zum Burn-out. Psychosomatische Störungen entwickeln sich, das Suchtpotenzial steigt und somit ist auch das Potenzial zur Gewalt nicht weit entfernt.

Beispiel

Pflegerin Lucy hat heute Spätdienst auf einer chirurgischen Allgemeinstation. Die Station hat insgesamt 24 Betten und normalerweise hätte Lucy noch mit einer weiteren Kollegin gearbeitet. Doch heute nicht. Leider ist diese Kollegin ausgefallen und es konnte kein Ersatz gefunden werden. Lucy bekommt jedoch Unterstützung von einem Krankenpflegehelfer. Immerhin, denkt sich Lucy, und lässt sich die Station vom Frühdienst übergeben. Der Dienst wird furchtbar. Es gibt verschiedene Aufnahmen und Verlegungen, Patienten zum Überwachen nach Operationen und diverse Klingelläufe, die selbst mit dem Krankenpflegehelfer kaum zu bewerkstelligen sind. So kommt es, dass weder Lucy noch ihr Kollege Pause machen können. Durch den Stress ignorieren sie schon seit mehr als 20 min diverse Klingeln, bis sie einen lauten Aufprall und Schreie hören. Natürlich rennen sie direkt in Zimmer 9, wo Herr Topf vor dem Bett liegt. Er ist gestürzt und seine Stirn blutet stark. Herr Topf macht Schwester Lucy große Vorwürfe, denn er habe jetzt schon so lange gewartet, obwohl er wirklich dringend auf die Toilette müsse. Hätte sie auf sein Klingeln reagiert, dann hätte er nicht allein aufstehen müssen und wäre nicht gestürzt.

■ Die Bedeutung der Führungsebene

Sind die Mitarbeiter zufrieden, motiviert und gehen gern zur Arbeit, dann wirkt sich dies positiv auf die Gesundheit aus und jeder Mitarbeiter ist weniger vom Burn-out gefährdet. Doch wie kann solch ein Zustand bei den Pflegenden erreicht werden? Ein Ansatzpunkt liegt bei den Führungskräften. Denn durch eine gute Mitarbeiterführung lässt sich nicht nur die Leistungsfähigkeit steigern, sondern auch die Zufriedenheit der Mitarbeiter, wohingegen ein fehlerhaftes Führungsverhalten die Frustration der Mitarbeiter anheben kann. Doch welche Ansätze sollte nun eine gute Führungskraft besitzen (vgl. Osterbrink und Andratsch 2015, S. 173 ff.)?

- Schaffung von Arbeitsbedingungen, die den gesetzlichen Grundlagen entsprechen
- Reduzierung von stressverursachenden Faktoren (Zeitdruck, Rollenkonflikte)
- Förderung der Mitarbeiterentwicklung
- Wertschätzung, Anerkennung gegenüber den Mitarbeitern
- Schaffung eines positiven Betriebsklimas
- Grundlagen für respektvolles Arbeiten auf Augenhöhe
- Unterstützungs- und Entlastungsangebote generieren
- Supervisionen im Team bei Konflikten

Beispiel

Die Sozialstation „Ausblick" wird von Frau Sommer geleitet. Diese hat die Leitung vor wenigen Jahren übernommen, als der Vorgänger in den Ruhestand gegangen war. Im letzten Jahr wurden drei von insgesamt zehn Mitarbeiterinnen gleichzeitig schwanger und konnten nicht ersetzt werden. So kam es, dass Frau Sommer die bereits gut durchgeplanten Touren optimieren musste, um den Personalverlust auszugleichen. Jedoch bedeutete dies, dass jede Tour vier bis fünf häusliche Besuche zusätzlich erhielt. Die Mitarbeiter der Sozialstation „Ausblick" waren nicht erfreut über die Tourenerweiterung, da sie auch nur unwesentlich mehr Zeit bekamen. In den letzten Monaten häuften sich die Beschwerden der Mitarbeiter und auch der Pflegebedürftigen und deren Angehöriger über die mangelnde Qualität der Pflege. Auch die Freundlichkeit der Pflegenden wurde stark kritisiert. Sie seien alle so schroff, unfreundlich und hätten kaum noch Zeit für die eigentlich so wichtigen Gespräche. Zudem kam auch, dass einige Pflegemaßnahmen nicht so ausgeführt wurden, wie es eigentlich mit Frau Sommer vereinbart wurde. Heute findet eine Teambesprechung im „Ausblick" statt, bei der Frau

Sommer mit ihren Mitarbeitern evaluieren möchte, warum sich die Beschwerden so häufen. Leider kann sie wegen der Personalsituation nicht viel unternehmen und die Patienten müssen ja versorgt werden. Aber an der Qualität der Pflege darf nicht gespart werden – appelliert sie an ihre Mitarbeiter. Die Frustration im Team ist hoch und deutlich zu spüren, dennoch besteht Frau Sommer auf der optimalen Patientenversorgung.

■ Konflikte im Team – Generationskonflikt und mangelnde Kommunikation

Pflegende arbeiten immer in einem Team – gemeinsam. Eine gute Kommunikation ist die Grundvoraussetzung für eine positive Stimmung im Miteinander. Konflikte entstehen meist durch mangelnde Kommunikation. Dies führt in der Regel zu Spannungen und Diskrepanzen im multiprofessionellen Team, welche die Frustrationen fördern. Oft sind es auch Meinungsverschiedenheiten über das unterschiedliche Pflegeverständnis, welche durch einen Generationskonflikt im Team bestimmt sein können. Zudem kommt, dass besonders in der Pflege die Fluktuationsrate sehr hoch ist. Neue Mitarbeiter werden eingestellt, eingearbeitet und dann reduzieren sie oder orientieren sich um. Das macht es nahezu unmöglich, ein konstantes Team in einer Pflegeeinrichtung zu generieren. Diese Faktoren können die Pflegequalität der jeweiligen Pflegeeinrichtung stark beeinflussen, was sich dann auch in der Behandlung der Pflegebedürftigen widerspiegelt (vgl. Osterbrink und Andratsch 2015, S. 177 ff.).

■ Mangelnde Wertschätzung

Für viele Menschen ist die Pflege selbstverständlich, schließlich ist es ja auch nur ein Job, der erledigt wird. Doch dieser Gedanke ist falsch. Denn auch Pflegende brauchen Wertschätzung und Anerkennung für die Ausübung ihres Berufes. Schließlich ist es nicht als selbstverständlich anzusehen, dass Pflegende ihre eigenen Bedürfnisse für die ihrer Patienten ständig zurückstellen. Und es ist auch nicht als selbstverständlich anzusehen, dass die Bezahlung nicht annähernd das ausdrückt, was tagtäglich in allen Pflegeeinrichtungen geleistet wird. Wertschätzung wird eben nicht nur durch Lob und Gesten ausgedrückt, sondern auch zu einem gewissen Anteil durch die finanzielle Bezahlung. Die sich mittlerweile immer negativer entwickelnden Arbeitsbedingungen in Verbindung mit der schon seit Jahren bekannten geringen Entlohnung tragen zu einem großen Anteil zur Unzufriedenheit der Pflegenden bei. Es gibt zum Glück immer noch Menschen, die ihren Beruf lieben und ihn aufopferungsvoll jeden Tag ausüben, obwohl die Arbeitsbedingungen für Pflegende so schlecht sind. Es ist ein enormer Einsatz, der von jedem einzelnen Pflegenden gebracht wird, ob mit oder ohne Wertschätzung.

Literatur

Beine KH (2011) Krankentötungen in Kliniken und Heimen – Aufdecken und Verhindern, Bd. 2. Aufl. Lambertus, Freiburg am Breisgau

Bibliographisches Institut (o. J.) ► www.duden.de

Eggert S, Sulmann D (2014) Gewalt und Aggressionen in der Pflege. ► https://www.zqp.de/wp-content/uploads/ZQP-Analyse-Gewalt2014.pdf. Zugegriffen: 12. April 2019

Eggert S, Schnapp P, Sulmann D (2017) Gewalt in der stationären Langzeitpflege. ► https://www.zqp.de/langzeitpflege-gewalt/. Zugegriffen: 12. April 2019

Görgen T (2017) Gewaltprävention in der Pflege. Zentrum für Qualität in der Pflege, Berlin

Görgen T, Herbst S, Kotlenga S, Nägele B, Rabold S (2012) Kriminalitäts- und Gewalterfahrungen im Leben älterer Menschen. Bundesministerium für Familie, Senioren, Frauen und Jugend, Berlin ► https://www.bmfsfj.de/blob/94188/26fade4c1250f7888ef17b68f2437673/kriminalitaets-und-gewalterfahrungen-aelterer-data.pdf. Zugegriffen: 18. Juni 2019

Grond E (2007) Gewalt gegen Pflegende – Altenpflegende als Opfer und Täter, 1. Aufl. Ausg. Huber, Bern.

Hamburg U (26. Oktober 2016) ► www.jura.uni-hamburg.de. ► https://www.jura.uni-hamburg.de/forschung/institute-forschungsstellen-und-zentren/institut-kriminalwissenschaften/abteilung-kriminologie/publikationen/wetzels.html. Zugegriffen: 15. März 2019

Hartdegen K (1996) Aggression und Gewalt in der Pflege, 1. Aufl. Ausg. Gustav Fischer, Stuttgart

Kienzle T, Paul-Ettlinger B (2012) Aggression in der Pflege, 6. Aufl. Ausg. Kohlhammer, Stuttgart

Naegele G, Schütz R-M (o. J.) link.springer.com. ► http://link.springer.com/chapter/10.1007%2F978-3-322-88923-2_1#page-2. Zugegriffen: 31. Mai 2016

Osterbrink J, Andratsch F (2015) Gewalt in der Pflege – Wie es dazu kommt. Wie man sie erkennt. Was wir dagegen tun können, 1. Aufl. Ausg. Beck, München

Ruthemann U (1993) Aggression und Gewalt im Altenheim – Verständnishilfen und Lösungswege für die Praxis, 1. Aufl. Ausg. Recom, Basel

von Hirschberg K-R, Zeh A, Kähler B (2009) Gewalt und Aggression in der Pflege – Ein Kurzüberblick. Berufsgenossenschaft für Gesundheitsdienst und Wohlfahrtspflege – BGW, Hamburg

Weissenberger-Leduc M, Weiberg A (2011) Gewalt und Demenz – Ursachen und Lösungsansätze für ein Tabuthema in der Pflege. Springer, Wien

Weltgesundheitsorganisation (2003) ► www.who.int. Kopenhagen, Dänemark: Weltgesundheitsorganisation. ► http://www.who.int/violence_injury_prevention/violence/world_report/en/summary_ge.pdf

Der Faktor Stress

A. Schünemann, *Nur gut gemeint?,* Top im Gesundheitsjob, https://doi.org/10.1007/978-3-662-60574-5_4

Überforderung, Anstrengung, Schufterei, Plage, Mühseligkeit, Überbeanspruchung, Anspannung, Ruhelosigkeit – das alles sind Synonyme für Stress. Ein ganz kleines Wort mit einer immensen Bedeutung. Stress umgibt viele Menschen im Alltag, im Beruf und im häuslichen Umfeld. Auch in der Pflege ist Stress ein Zustand, der jede Pflegekraft jeden Tag und in fast jeder Schicht begleitet.

Unterhalten sich Pflegekräfte untereinander, dann wird zum größten Teil über die Arbeit gesprochen. Wie stressig schon wieder die letzte Schicht gewesen ist oder dass der Patient in Zimmer 11 schon wieder die halbe Nacht geklingelt hat, der neue Auszubildende mal wieder überfordert war und es schon wieder nicht genügend Materialien gab. Zudem ist wieder die Kollegin spontan krank geworden, sodass auch kein Ersatz gefunden werden konnte. Die Stationsleitung sitzt eh nur in ihrem Büro und schreibt noch nicht einmal vernünftige Dienstpläne. Ach, und außerdem ist die andere Kollegin, die gerade erst mit der Einarbeitung fertig ist, schwanger. Und und und … Doch leider entsprechen diese Unterhaltungen der Realität. Viele Pflegenden sind unglücklich in ihrem Beruf. Leider tragen sehr viele Faktoren dazu bei, dass der berufliche Alltag einer Pflegekraft durch zu viel Stress geprägt ist.

Die medizinische und auch die pflegerische Zukunft entwickeln sich immer weiter. Es werden neue Behandlungsstrategien untersucht, die auch ein neues pflegerisches Umfeld mit sich bringen. Die medizinischtechnischen Neugestaltungen im Zuge der Digitalisierung verändern beispielsweise den gewohnten Arbeitsalltag in Sachen Dokumentation. Patienten haben schon lang nicht mehr „nur" eine Erkrankung, um die sich Pflegende kümmern, sondern sie sind multimorbid. Veränderungen im Gesundheitssystem und deren Folgen in den Kliniken schaffen nicht immer bessere Arbeitsbedingungen. Zudem ist der Personalmangel in der Pflege heutzutage ein sehr großes Problem. Das alles sind Faktoren, die Pflegende immer wieder vor neue Herausforderungen stellen. Und diese Herausforderungen bringen Stress mit sich, der viel Energie und Kraft in Anspruch nimmt.

Doch wie viel Stress muss eine Pflegekraft ertragen können und welche Komplikationen entwickeln sich im Laufe der Zeit, wenn Stress ein Dauerfaktor in der Pflege wird – für die Pflegenden wie auch für die Patienten?

4.1 Was ist Stress?

Definition

Stress ist ein Zustand, der sich aus der Reaktion auf bestimmte Reize (Stressoren) entwickelt. Diese Reaktion auf Stressoren kann sowohl psychisch als auch physisch sein, damit gewisse Handlungen ausgeübt werden können. Dieser Zustand kann auch Folgen wie verschiedene Belastungen hervorrufen.

Stress ist eine biochemische Reaktion des Körpers, die in außergewöhnlichen Situationen in Kraft tritt. So wird Stress in zwei Formen unterteilt (s. ◘ Tab. 4.1): in positiven Stress, auch „Eustress" genannt, und in negativen Stress, auch „Disstress" genannt (vgl. Bärsch und Rohde 2017, S. 50 f.).

Ist der Körper über einen längeren Zeitraum Disstress ausgesetzt, kann es zu psychischen und auch physischen Problemen kommen:

- Verspannungen und Rückenschmerzen
- Kopfschmerzen und Migräne
- Sodbrennen, Magenbeschwerden bis hin zum Magengeschwür
- Herz-Kreislauf-Erkrankungen
- Durchfall oder Verstopfungen
- Allergien und Infektanfälligkeit
- Depressionen
- Burn-out

◘ **Tab. 4.1** Merkmale von Eu- und Disstress

Eustress = positive Wahrnehmung von Stress	**Disstress = negativ empfundener Stress**
Bsp.: Aufregung und Anspannung vor besonderen Situationen (Hochzeit, Prüfungen, Wettkämpfe, Geburt)	**Bsp.:** Anforderungen, die nicht nach eigener Zufriedenheit bewältigt werden können (Ziele im Beruf, Leistungen)
– Kurze Anspannungsphasen im Wechsel mit Entspannungsphasen	– Langfristige Überlastungsphasen ohne Entspannungsphasen
– Steigerung der Leistungsfähigkeit – Aktivierung von zusätzlichen Kräften	– Gefühl von einer Blockade/Hemmungen – Probleme lassen sich nicht mehr lösen
– Gefühl von Optimismus, Glück und Stärke	– Gefühl von Angst, Erschöpfung und Aggressionen/Reiz

Wann eine Situation oder ein Ereignis als Eu- oder Disstress empfunden wird, ist von jeder Person individuell abhängig. Denn jeder reagiert unterschiedlich auf Anforderungen, wobei die eigene Einstellung und auch Verfassung eine große Rolle spielt. Es gibt Pflegende, die neue Anforderungen als Herausforderung sehen und sich motiviert und optimistisch der neuen Aufgabe stellen. Es gibt aber auch Pflegende, die neue Anforderungen direkt als Überlastung empfinden.

Verstärkt wird die Entwicklung dieser Probleme durch Stressoren.

Definition

Stressoren oder auch Stressfaktoren sind alle inneren und äußeren Reize, die den Zustand von Stress auslösen können. Im Körper wird eine biochemische Kaskade aktiviert, die zu einer Ausschüttung von Stresshormonen führt.

Stressoren werden nach ihrem Ursprung in endogene und exogene Stressoren unterteilt (s. ◘ Tab. 4.2).

Besonders die exogenen Stressoren beeinflussen die Menschen in der heutigen Gesellschaft indirekt. Im Zeitalter der Digitalisierung erhalten unsere Sinne ein Überangebot an Reizen, dazu zählt beispielsweise auch der Faktor Lärm. Richtig bedeutsam wird der Lärmpegel in pflegerischen Einrichtungen wie auf Intensivstationen in Kliniken. Die Klingelanlage, das Telefon, die Patienten, Monitorüberwachungen und andere medizintechnische Geräte.

Wird Stress nun durch bestimmte Stressoren ausgelöst, kommt es im Körper zu einer Stressreaktion, damit dieser Zustand – bestenfalls positiv – verarbeitet werden kann. Diese Stressreaktionen werden vier Ebenen zugeteilt (s. ◘ Abb. 4.1) (vgl. Probst o. J., S. 6 ff.).

Tab. 4.2 Endogene und exogene Stressoren

Endogene Stressoren = Stressfaktoren, die von der betroffenen Person direkt ausgehen	Exogene Stressoren = Stressfaktoren, die von der Umwelt an die betroffene Person herantreten
– Ärger, Angst, Wut, Trauer	– Unterkühlung, Hitze, Kälte, schlechte Luft
– Pessimistische Lebenseinstellung	– Schlafentzug, Hunger, Durst, Lärm, Enge
– Konkurrenzdenken, Hineinsteigern	– Streit, Ungerechtigkeit, Ausgrenzung
– Selbstgemachter Zeit- und Leistungsdruck	– Verantwortung für das Leben anderer
– Gefühl, keine Zeit oder Wahl zu haben, sich als nicht selbstbestimmt zu erleben	– Körperliche Bedrohung von sich oder anderen, Gewalt, Schmerz, Verletzungen, traumatische Erfahrungen
– Unordnung, Chaos, Unsauberkeit	– Krankheiten, schwere Operationen
– Hilflosigkeit oder angenommene Bedrohung	– Arbeitsbedingungen (Schichtarbeit, Unter- oder Überforderungen)

Kognitive Aktion und Reaktion

Stress entsteht im Kopf, abhängig von den eigenen Werte- und Normenvorstellungen, wenn sich zum Beispiel Situationen anders entwickeln, als man es sich vorgestellt hatte. Dazu zählen typische Gedankengänge wie: „Ich muss unbedingt abnehmen“, „Warum hat er mich nicht begrüßt?“, „Wieso war der jetzt so unfreundlich?“. Die eigene Wahrnehmung einer gewissen Situation entscheidet über die Entstehung der

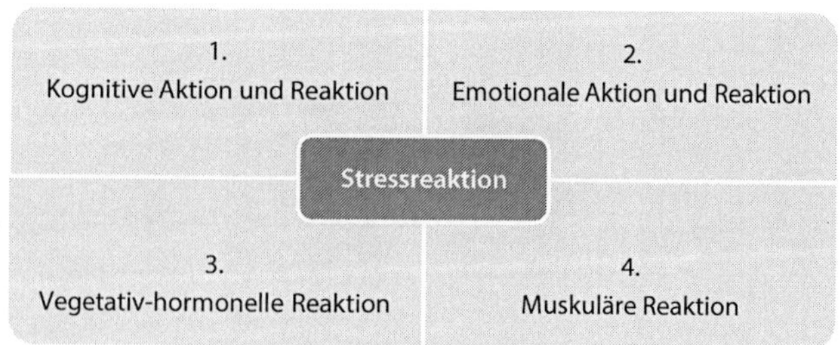

Abb. 4.1 Vier Ebenen der Stressreaktion

Stressreaktion. Finden also subjektive Bewertungen in den eigenen Gedanken statt, kann es zu einer körperlichen Reaktion wie Konzentrationsmangel, Blockaden, Wahrnehmungsverschiebungen oder Leistungsstörungen kommen.

Emotionale Aktion und Reaktion

Stressreaktionen auf der emotionalen Ebene entstehen nur dann, wenn die eigenen Bedürfnisse nicht erfüllt werden können. Als Folge entwickeln sich zumeist abwertende Gedanken, zum Teil über sich selbst oder über andere. Es entsteht ein Teufelskreis mit Symptomen, die zusätzlich Stress verursachen können. Gefühle wie Wut, Aggression, Nervosität verstärken sich und können im schlimmsten Fall über Depressionen zum Suizid führen.

Vegetativ-hormonelle Reaktion

Entsteht im Körper Stress, so werden durch die Aktivierung des Sympathikus bestimmte Hormone wie Adrenalin, Noradrenalin, Testosteron und Cortisol ausgeschüttet. Körperliche Symptome wie Tachypnoe, Hypertonie, enge Pupillen und die vermehrte Produktion von Schweiß treten auf. Zudem entstehen aber auch vagotone Reaktionen wie Durchfall, trockener

Mund, flaues Gefühl im Magen oder weiche Knie. Bei einem Dauerstresszustand können diese hormonellen Reaktionen langfristig gesehen zu einem erhöhten Infarktrisiko, Magengeschwüren, Schlafstörungen oder Migräne führen.

■ Muskuläre Reaktion

Die Muskeln im Körper, besonders die Skelettmuskulatur, sind bei Stressreaktionen stärker angespannt. Erkennbar wird diese Reaktion durch Fingertrommeln, Zähneknirschen, Fußwippen, Zucken, Stottern, Rückenschmerzen oder nervösen Gestiken. Bei Dauerstress kann das zu starken Verspannungen und einer leichteren Ermüdbarkeit führen.

4.2 Stress in der (Intensiv)Pflege

Es besteht kein Zweifel daran, dass der Beruf der Pflege – egal, in welcher Einrichtung dieser ausgeübt wird – stressig ist. Pflegende müssen hohen Anforderungen nachkommen, tragen viel Verantwortung für ihr Handeln, müssen mit den unterschiedlichsten Berufsgruppen und Professionen zusammenarbeiten, dabei stets freundlich, empathisch und professionell sein und haben zudem leider immer noch zu wenig Autorität. Stress wird als dauerhafter Begleiter akzeptiert, auch wenn er nicht erwünscht ist. Psychische sowie physische Arbeitsbelastungen sind ein fester Bestandteil im Pflegeberuf und können früher oder später zu gesundheitlichen Beeinträchtigungen führen.

Typische Arbeitsbelastungen der Pflegenden sind die dauerhafte Auseinandersetzung mit Ekel und Scham, Not und Leid, Bedrohungs- und Gewaltsituationen, Rollenkonflikte, das Erfordernis der Kommunikation und Zusammenarbeit mit anderen Berufsgruppen sowie Konfliktpotenziale innerhalb und außerhalb des Teams. Dazu zählen auch Faktoren wie die mangelnde Anerkennung, belastende Arbeitszeiten, Überstunden,

Personalmangel, Zeitdruck, demotivierende Hierarchien und sich immer wiederholende Störungen in den Arbeitsabläufen. Dies alles sind Stressoren, denen Pflegende in ihrem Berufsalltag dauerhaft ausgesetzt sind.

Bei Pflegenden in intensivmedizinischen Bereichen kommen jedoch noch andere Arbeitsbelastungen hinzu, die oft nicht als Belastungen wahrgenommen werden. Im Gegenteil, sie scheinen einfach zur Betreuung der intensivmedizinischen Patienten dazuzugehören. Die häufige Konfrontation mit außergewöhnlichen Situationen ist auf Intensivstation zum Alltag geworden. Das Erledigen von Routinearbeiten wie Positionswechsel, Mundpflege, Verbände, Körperpflege werden nach Priorität eingestuft, sodass noch genügend Zeit für die Notfallversorgung bleibt. Unter Zeitdruck zu arbeiten, dabei einen klaren Kopf zu bewahren, besonders in Notfallsituationen, ist heutzutage zur Realität geworden. Der ständige Kampf zwischen Leben und Tod, die dazu gehörende Angehörigenbetreuung und die Anforderung an die Pflegekraft, trotz der Belastungen immer noch freundlich und professionell zu bleiben, stellen eine enorme Belastung für Intensivpflegende dar.

Der daraus resultierende Dauerstress für Pflegekräfte, verbunden mit der fehlenden Anerkennung und Wertschätzung, kann Pflegende krank machen. Deswegen ist es umso wichtiger, Stress rechtzeitig zu erkennen, um eigene Strategien im Umgang damit zu entwickeln.

4.3 Persönlicher Stress

Stress im Arbeitsalltag ist heutzutage normal, und fast jeder kann auch damit umgehen. Zudem zählt der Stress auf Arbeit oft als Motivationshilfe, denn beflügelnde Hormone werden freigesetzt und es hält einen auf Trab. Ist jemand im Stress, so kann dieser Zustand auch als Statussymbol bewertet werden. Denn dieser Mensch hat viel zu tun, wichtige Aufgaben sind zu erledigen und gilt sogar als unentbehrlich. Dabei sollte ein stressiger Zustand als Ausnahmesituation gelten und nicht zum Dauerzustand werden. Besonders im privaten Umfeld werden die Aussagen „Ich bin im Stress“ oder „Stress lass nach“ oft gemacht oder gehört. Doch woher kommt der Stress im privaten Bereich, also eigentlich in dem Bereich, wo wir uns entspannen und die Auszeit von der Arbeit genießen sollten (s. ◘ Abb. 4.2)?

Stress wird erst dann als negativ betrachtet, wenn wir ihn auch als negativ bewerten und er uns belastet. Viele Faktoren der persönlichen Lebenseinstellung führen dazu, ob wir Situationen im Alltag oder auch auf der Arbeit als stressig empfinden oder nicht (s. ◘ Abb. 4.3).

In der Pflege ist es oft schwer, den privaten mit dem beruflichen Bereich zu vereinbaren. Allein durch die schwierigen

Einschneidene Lebensereignisse
• Schwere Krankheit oder Tod eines nahestehenden Menschen oder eigene Krankheit
• Probleme in der Partnerschaft/Trennung/Scheidung
• Finanzielle oder berufliche Probleme/Schulden/Kündigung
Alltagsärger
• Oft kleine Dinge, die im Alltag stören und "das Fass zum Überlaufen" bringen können
• Verspätungen bei Verabredungen
• Streitigkeiten in der Familie oder mit Freunden
Erwartungen anderer an mich
• Überforderung: zu hohe Erwartungen werden gestellt
• Konflikte: Alle gestellten Erwartungen können nicht gleichzeitig erfüllt werden, Dilemma-Situationen entstehen
• Unsicherheit: Was wird denn eigentlich von mir erwartet?
Soziale Beziehungen
• Verlust von Freundschaften
• Permanente Konflikte in der Partnerschaft
• Mangel an Gesprächspartnern/Vereinsamung
Work- oder Work-Life-Balance
Balance zwischen „Life“ und „Work“, also dem privaten Umfeld und der Arbeit, sollte ausgeglichen sein. Sonst zeigt sich der Stress der Arbeit im privaten Umfeld und umgekehrt.

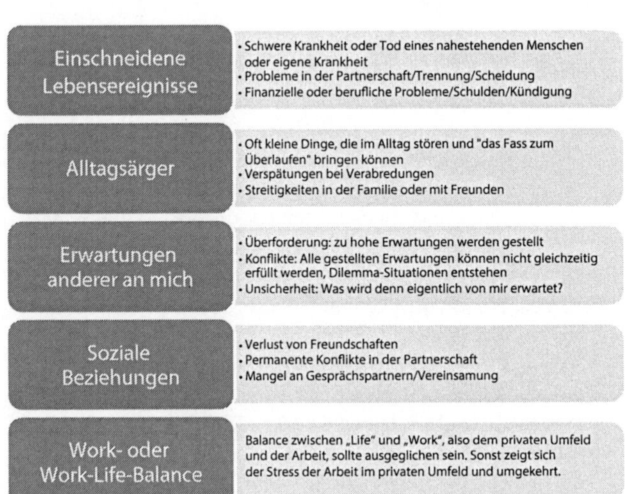

◘ **Abb. 4.2** Persönliche und private Stressursachen

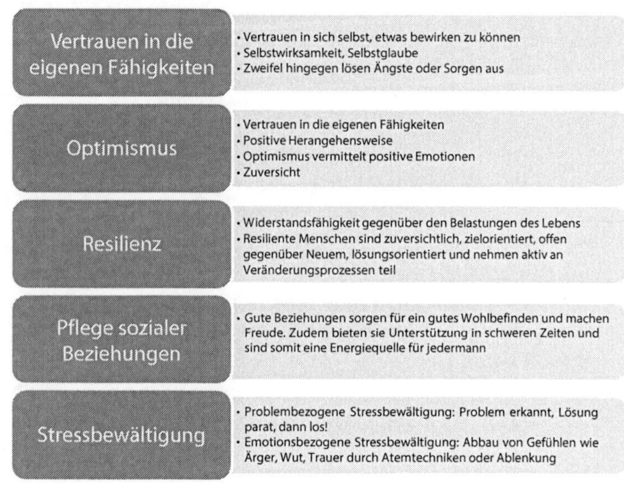

Abb. 4.3 Persönliche und private Ressourcen gegen Stress

Arbeitszeiten kann beispielsweise in Sachen Kinderbetreuung automatisch dauerhafter Stress entstehen. Die vorgegebenen Arbeitszeiten können vielleicht nicht mehr eingehalten werden, da die Kinderbetreuung keine entsprechenden Öffnungszeiten hat, sodass über einen Arbeitsplatzwechsel oder eine Teilzeitfunktion nachgedacht werden muss. Auch der Freundeskreis von Pflegenden bezieht sich oft auf Kollegen, sodass auch Gespräche vermehrt über die Arbeit geführt werden, obwohl eigentlich schon längst Feierabend ist. Das Vertrauen in die eigenen Fähigkeiten geht vielleicht verloren, da sich Pflegende jeden Tag aufopferungsvoll für ihre Patienten engagieren, oft ohne die nötige Anerkennung zu erhalten.

Deshalb ist es umso wichtiger, die eigene positive Lebenseinstellung zu behalten und zu wahren. Stress muss nicht immer als negativ betrachtet werden, sondern hilft uns Pflegenden auch oft durch heikle Situationen, die wir uns vorher so nicht zugetraut hätten, beispielsweise in Notfallsituationen. Optimismus und Resilienz sind notwendige Eigenschaften, um den Stress zu akzeptieren.

4.4 Moralischer Stress

Empathie und Mitgefühl sind wichtige moralische Eigenschaften, die Pflegende dazu veranlassen, eine verantwortungsbewusste und für sie zufriedenstellende Pflege zu leisten. Zudem gehört es zur Grundbedingung von Pflegenden, sich in die zahlreichen Patientensituationen und Schicksale hineinzuversetzen, um somit ein gewisses Mitgefühl empfinden zu können. Pflegende brauchen das Gefühl von Zufriedenheit oder teilweise von Stolz, das sich innerhalb der Pflegebeziehung entwickelt, wenn sie ihre Patienten gut gepflegt haben, ihnen in schwierigen Situationen geholfen oder die Umstände so angenehm wie nur möglich gestaltet haben. Dieses Gefühl der Berufszufriedenheit befähigt Pflegende dazu, auch in schlechten Zeiten, geplagt von Stress und Zeitdruck, ihre Arbeit gewissenhaft auszuüben, zum Wohle des Patienten. Doch die verschiedenen Rollenerwartungen und Rahmenbedingungen in den Pflegeeinrichtungen stellen durch die direkte und dauerhafte Konfrontation mit Leid, Tod, Trauer, Schmerz und Angst hohe moralische Anforderungen an die Pflegenden, denen besonders in Abteilungen der Notfallversorgung, Onkologie oder Intensivpflege nicht ausgewichen werden kann. Es entsteht eine Art Mitgefühlserschöpfung oder moralischerStress, der zu einer posttraumatischen Belastungsstörung, zu Depressionen oder Burn-out führen kann.

Definition

Moralischer Stress ist ein schleichender Prozess, der sich durch das Wahrnehmen von negativen Gefühlen wie Ärger, Wut, Schuld, Scham und Empörung entwickelt. Diese Gefühle entstehen, wenn Pflegende eine Vorstellung von der bestmöglichsten Betreuung oder Behandlung der Patienten haben, dieser aber durch verschiedene Ursachen (Erwartungen der Angehörigen, Rahmenbedingungen der Pflegeeinrichtungen, Mitglieder anderer Berufsgruppen) nicht nachkommen können.

Durch den intensiven Kontakt zum Pflegebedürftigen und die ständige Entwicklung der Pflegebeziehung werden viele notwendige Informationen wie Sorgen, Ängste oder Wünsche ausgetauscht, sodass oft eine andere Bewertung der Situation des Pflegeempfängers geschieht als durch die Angehörigen oder Ärzte. So fühlen sich Pflegende im Dilemma, da sie mit dem ärztlich festgelegten Behandlungsprozess nicht einverstanden sind. Eventuell wird mit einer Verlängerung der Therapie das Leiden des Patienten verlängert, ohne dass dieser es gewollt hätte. Der Pflegende fühlt sich verpflichtet, es dem Pflegeempfänger so angenehm wie möglich zu gestalten, findet sich somit aber auch zeitgleich in einem ethischen Prozess wieder, der moralischen Stress mit sich bringt.

Es existiert beispielsweise der Wunsch nach alternativen Behandlungsstrategien, die für den Patienten sinnvoller wären, allerdings nicht durch die medizinischen Kollegen erwünscht sind. Hinzu kommt noch, dass sich der Pflegende in solch einer Situation loyal gegenüber der medizinischen Entscheidung verhalten muss und die damit verbundene Pflege zu leisten hat.

Beispiel

Pfleger Richard betreut heute im Spätdienst einer Allgemeinstation insgesamt 12 Patienten, wovon eine ältere Dame – Frau Flug – im Sterben liegt. Seine Kollegin Helena kümmert sich um die restlichen 18 Patienten. Richard beginnt seinen Rundgang bei Frau Flug, um sich über den Sterbeprozess ein Bild zu machen. Ihm ist immer sehr wichtig, dass die Patienten nicht allein versterben müssen und dass sie es so angenehm wie nur möglich haben. Frau Flugs Sterbeprozess ist schon weit fortgeschritten. Sie wirkt sehr unruhig, äußert Ängste und fühlt sich sehr unwohl. Pfleger Richard beruhigt sie und verspricht ihr, dass sie nicht allein bleiben muss. Er muss nur noch eben schnell nach seinen anderen Patienten schauen, ist dann aber sofort wieder bei ihr. Frau Flug lächelt und bedankt sich. Leider schafft es Richard nicht, direkt wieder nach Frau Flug zu schauen, da die anderen Patienten ebenso viel Aufmerksamkeit brauchen und noch einiges vom Frühdienst liegengeblieben war, was er noch zu erledigen hatte. Dennoch schaut er immer mal wieder kurz in das Zimmer von Frau Flug, um sich zu vergewissern, dass noch alles in Ordnung ist. Nachdem alle Patienten mit dem Abendessen und allem Nötigen versorgt sind, hat Richard noch genügend Zeit, sich endlich in Ruhe Frau Flug zu widmen. Doch leider ist sie bereits verstorben, als er sie in ihrem Zimmer aufsucht. Er versorgt Frau Flug noch ein letztes Mal und bringt sie in den Abschiedsraum, denn die Angehörigen hatten sich noch angekündigt. Trotzdem plagt Richard das Gefühl von Wut, Trauer und Ärger, dass Frau Flug allein versterben musste, da er nicht genügend Zeit hatte. Das war ihm noch nie passiert.

Der Kreislauf von moralischem Stress beginnt. Pflegende fühlen sich hilflos, nutzlos, schuldig und unfähig zugleich. Sie sind nicht in der Lage, die Interessen des Patienten zu vertreten. Diese negativen moralischen Gefühle zermürben Pflegende und strapazieren die psychische Gesundheit. Die Mitgefühlserschöpfung und der Zustand des Ausbrennens sind die Folgen von moralischem Stress.

4.5 Burn-out

Wenn uns der Beruf den letzten Nerv kostet! In der heutigen Leistungsgesellschaft, speziell in sozialen Berufen, ist der Burnout ein häufiges Syndrom. Das Streben nach Leistung, Flexibilität, Belastbarkeit und Mobilität befriedigt die Anerkennung nach sozialer oder gesellschaftlicher Integration. Besonders Pflegende erleben in ihrer beruflichen Laufbahn einen Prozess der absoluten Begeisterung mit einer enormen Motivation und Aufopferung für ihren Beruf bis hin zur völligen Erschöpfung und Enttäuschung über sich selbst. Dieser Prozess kann sich in unterschiedlichsten Zeitfenstern entwickeln und ist geprägt durch dauerhaft anhaltenden Stress, der sich gefühlt nicht bändigen lässt.

Definition

Burn-out ist ein psychischer und/oder physischer Erschöpfungszustand, der sich durch das Zusammenspiel von beruflichem oder privatem Stress, extremem Engagement und begünstigenden Charaktereigenschaften entwickelt.

Die Entwicklung eines Burn-outs beginnt nicht plötzlich, sondern ist ein Prozess über einen gewissen Zeitraum hinweg. Die Ursachen können sehr unterschiedlich sein und hängen auch stark von der betroffenen Person ab, wie beispielsweise:

- Berufsrollenverständnis und Rollenkonflikte
- Zunahme der fachlichen Anforderungen durch die stetige Weiterentwicklung der Medizin und die Professionalisierung der Pflege
- Emotionale Belastungen, besonders durch ethische Konflikte
- Zwischenmenschliche Konflikte mit Kollegen oder anderen Berufsgruppen

- Organisatorische Bedingungen, Rahmenbedingungen der Pflegeeinrichtungen
- Persönliche Einstellung zum Thema Stress und eigene Charaktereigenschaften

Auch die Symptome können sehr unterschiedlich sein und werden über den Zeitraum des Burn-outs oft nicht als solche wahrgenommen. Zusätzlich akzeptieren Pflegende nicht, dass sie der Beruf belastet, sondern schieben es auf die stressige Schicht oder darauf, dass die Patienten sehr anstrengend waren. Aber sie denken nicht daran, dass sie sich vielleicht schon in dem Prozess des Burn-outs befinden (s. ◘ Tab. 4.3).

◘ Tab. 4.3 Symptome des Burn-outs (vgl. Bärbel Ekert 2019, S. 393 ff.)

Körperliche Symptome	Emotionale Symptome	Kognitive Veränderungen
– Schlafstörungen – Unfähigkeit, sich zu erholen – Chronische Müdigkeit – Kopfschmerzen/Migräne – Verdauungsbeschwerden – Rückenschmerzen – Verspannungen – Gewichtsschwankungen – Infektanfälligkeit – Allergien/Ausschlag	– Wunsch nach Ruhe – Rückzug – Wenige bis keine Teilnahme an Veranstaltungen – Gefühl des Versagens oder der Nutzlosigkeit – Niedergeschlagenheit – Innere Leere – Unruhe, Nervosität – Verzweiflung	– Ziele und Ideale gehen verloren – Negative Grundeinstellung zeigt sich im Beruf und im privaten Bereich – Selbstschutz besteht aus einer abwertenden und zynischen Haltung – Mechanismen zum Selbstschutz versagen

Dazu kommen noch Symptome im individuellen und sozialen Verhalten, die sich besonders im beruflichen Alltag zeigen (s. ◘ Tab. 4.4).

Der Prozess, in dem sich das Burn-out entwickelt, verläuft in Phasen, die sich unabhängig voneinander wiederholen können. Es gibt jedoch die Möglichkeit, den Burn-out in jeder Phase zu unterbrechen (s. ◘ Tab. 4.5).

Die Diagnosestellung „Burn-out" fällt vielen Medizinern recht schwer. Oft kommt es zu Fehldiagnosen wie Depressionen oder Überbelastung durch Nichtvereinbarkeit von Beruf und Familie. Besonders Pflegende ignorieren die Symptome des Burn-outs oder wollen sie nicht wahrhaben, obwohl sie bekannt sind.

Um erste Anzeichen des Burn-outs oder des Erschöpfungszustands erkennen zu können, gibt es in der Literatur und auch im Internet zahlreiche Aufklärungsplattformen und Checklisten bzw. Tests.

◘ **Tab. 4.4** Symptome des Burn-outs im beruflichen Umfeld (vgl. Probst o. J., S. 9 ff.)

Individuelles Verhalten	**Sozialverhalten**
– Konzentrationsschwäche – Anstieg der Fehlerhäufigkeit – Leistungsschwankungen – Störung der sensomotorischen Funktion – Unsicheres Auftreten – Rückzug – Erhöhter Alkohol-, Nikotin-, Tabletten- und/oder Koffeinkonsum – Häufige berufliche Fehlzeiten – Äußerliche Vernachlässigung	– Schnelles Aufbrausen, Aggressionen – Konflikte mit Vorgesetzten und/oder Kollegen – Partnerschaftsprobleme – Mangelnde Kooperationsbereitschaft – Beziehungsverluste – Isolation – Abstumpfung

■ **Tab. 4.5** Phasen des Burn-outs (vgl. Bärbel Ekert 2019, S. 395 f.)

1. Enthusiastische Phase	– Am Anfang: Begeisterung für den Beruf – Freiwillige oder unfreiwillige Überlastungen werden toleriert – Zu hohe eigene Erwartungen werden gesetzt – Erholungsphasen sind zu kurz oder bleiben aus – Erste körperliche oder kognitive Erschöpfungszustände treten auf
2. Stagnation und Frustration	– Selbst gesetzte Erwartungen von der Ausbildung und der ersten Zeit der Berufstätigkeit erfüllen sich nicht – Erste Unzufriedenheit tritt auf: „Lohnt sich das überhaupt?" – Arbeit wird deutlich negativer erlebt, als sie eigentlich ist – Pflegende ziehen sich zurück, sehen den Patienten als Arbeit, die erledigt werden muss – Reduzierung der moralischen Gefühle zum Selbstschutz
3. Apathie	– Es kann zur völligen Gleichgültigkeit kommen – Pflegetätigkeiten reduzieren sich immer mehr auf rein körperliche und technische Vorgänge – Rückzug im privaten Bereich, Isolation beginnt – Veränderung der Persönlichkeit – Depressionen und Aggressionen über den eigenen Zustand – Beschwerden und Kritik von Kollegen/Familie/Freunden – Ein Teufelskreis entsteht

(Fortsetzung)

Tab. 4.5 (Fortsetzung)

4. Psychischer und physischer Zusammenbruch	– Häufigere und längere Fehlzeiten ohne Aussicht auf Besserung oder Genesung – Psychosomatische Symptome gehören zum Alltag – Ausbrechen aus dem Teufelskreis ist nur noch mit professioneller Hilfe möglich

Eine der bekanntesten und verbreitetsten Checklisten ist der Maslach-Burnout-Test. Dieser wurde im Jahr 1981 entwickelt und untersucht drei Dimensionen – emotionale Erschöpfung, Depersonalisierung und reduzierte persönliche Leistungsfähigkeit. Allerdings dient der Test lediglich dazu, erste Hinweise auf ein Burn-out zu finden (s. Tab. 4.6) (vgl. Jackson o. J.).

Diese Fragen müssen mit Ja oder Nein beantwortet werden. Am besten werden die Antworten mit Kreisen gekennzeichnet. Nach der Fertigstellung des Tests werden in der linken Antwortspalte alle Kreise bzw. Antworten zusammengezählt und jeder Kreis erhält einen Punkt. Werden dann mehr als 10 Punkte erreicht, so ist man Burn-out-gefährdet und sollte ärztlichen Rat einholen.

4.6 Richtiger Umgang mit Stress

Dass Stress in der Pflege Realität ist, spürt jeder Pflegende im beruflichen Alltag. Deshalb ist es umso wichtiger, den richtigen Umgang mit Stress zu lernen, um gesundheitlichen Folgen vorbeugen zu können.

Zu einer anhaltenden aktiven Stressbewältigung gehören verschiedene Faktoren:

- Analyse der persönlichen Stressbelastungen
- Kennenlernen und Ausprobieren unterschiedlichster Stressbewältigungsmethoden

Tab. 4.6 Burn-out-Selbsttest nach Maslach (Jackson o. J.)

Ich fühle mich durch meine Arbeit emotional erschöpft	Ja	Nein
Ich fühle mich am Ende eines Arbeitstages verbraucht	Ja	Nein
Ich fühle mich bereits ermüdet, wenn ich morgens aufstehe und einen neuen Arbeitstag vor mir liegen sehe	Ja	Nein
Ich kann es leicht verstehen, wie andere Menschen über bestimmte Themen denken	Nein	Ja
Ich habe das Gefühl, einige andere Menschen so zu behandeln, als wären sie Objekte	Ja	Nein
Den ganzen Tag mit Menschen zu arbeiten strengt mich an	Ja	Nein
Ich gehe erfolgreich mit den Problemen anderer Menschen um	Nein	Ja
Ich fühle mich durch meine Arbeit ausgebrannt	Ja	Nein
Ich habe das Gefühl, durch meine Arbeit das Leben anderer zu beeinflussen	Nein	Ja
Ich bin Menschen gegenüber abgestumpfter geworden, seit ich diese Arbeit ausübe	Ja	Nein
Ich befürchte, dass mich meine Arbeit weniger mitfühlend macht	Ja	Nein
Ich fühle mich sehr energiegeladen	Nein	Ja
Ich fühle mich durch meine Arbeit frustriert	Ja	Nein
Ich habe das Gefühl, in meinem Beruf zu hart zu arbeiten	Ja	Nein

(Fortsetzung)

■ **Tab. 4.6** (Fortsetzung)

Es interessiert mich nicht wirklich, was mit anderen Menschen geschieht	Ja	Nein
Bei der Arbeit in direktem Kontakt zu Menschen zu stehen stresst mich sehr	Ja	Nein
Mir fällt es leicht, eine entspannte Atmosphäre zu schaffen	Nein	Ja
Ich fühle mich angeregt, wenn ich eng mit anderen Menschen zusammengearbeitet habe	Nein	Ja
Ich habe viele lohnende Ziele bei meiner Arbeit erreicht	Nein	Ja
Ich habe das Gefühl, am Ende meiner Weisheit zu sein	Ja	Nein
Bei meiner Arbeit gehe ich mit emotionalen Problemen gelassen um	Nein	Ja
Ich habe das Gefühl, dass mir manche Menschen bzw. deren Angehörige für manche ihrer Probleme die Schuld geben	Ja	Nein

- Entwicklung eines persönlichen Antistressprogramms
- Kontinuierliche Selbstkontrolle der persönlichen Zufriedenheit bzw. des persönlichen Stresspegels

Alle Ansätze zur Stressbewältigung sind auf die Mitarbeit der betroffenen Person angewiesen, wenn sie erfolgreich sein sollen. Denn der Betroffene selbst wird als lernendes Wesen mit all seinen Stärken und Fähigkeiten im Kampf gegen den negativen Stress eingesetzt. Das bedeutet auch, dass sich die betroffene Person nicht als Opfer der stressenden Situationen darstellt, sondern diese Situationen mit besonderen Kompetenzen ausgleicht.

Für den Umgang mit Stresssituationen sind folgende Fähigkeiten und Stärken wichtig:

- Seelische Kräfte: Das Bewusstmachen der eigenen Stärken und Kräfte führt zu mehr Selbstbewusstsein und Selbstvertrauen.
- Soziale Kontakte: Wer kann mir helfen? Gespräche mit anderen können entlastend sein. Zudem lassen sich gemeinsam die Gedanken und Gefühle besser neu sortieren.
- Wissen: Was weiß ich über Stress? Wie wird bei mir Stress ausgelöst und was kann ich dagegen unternehmen? Möglichst viel Wissen gibt betroffenen Personen die Sicherheit, mit schwierigen Situationen adäquat umgehen zu können (vgl. Meier-Tacke o. J., S. 2).

Für die Bewältigung von Stress gibt es zahlreiche Methoden und Konzepte. Jede einzelne betroffene Person muss für sich selbst herausfinden, was wirklich gegen den eigenen Stress hilft. Wenn ich Sport hasse und generell etwas unsportlich bin, dann wird die Methode Sport für mich nicht unbedingt die beste Variante zum Stressabbau sein. Es sollte eine Möglichkeit werden, die hilft, den Stress zu reduzieren und sich in schwierigen Situationen auch wieder entspannen zu können.

▪ Work-Life-Balance

Die Work-Life-Balance beschreibt ein ausgewogenes Verhältnis zwischen Beruf und Privatleben. Dazu gehört, dass wir uns auf der Arbeit wohl fühlen, gerne arbeiten gehen und Spaß an beruflichen Herausforderungen haben. Ein gutes Verhältnis zu Kollegen und Vorgesetzten ist zudem ein wesentlicher Faktor. Es ist wichtig darauf zu achten, dass stressige Situationen oder Zeiten nicht auf Dauer bestehen. Eine berufliche Überlastung kann für einen klar definierten Zeitraum akzeptiert werden. Danach sollte aber eine längere Phase an Freizeit oder sonstigen spaßigen Aktivitäten folgen (vgl. Bärbel Ekert 2019, S. 398 ff.).

Praxistipp

- Essen ohne Hektik oder eine Pause an der frischen Luft
- Freunde/Familie nicht vernachlässigen
- Termine mit sich selbst vereinbaren, an denen spaßige Dinge unternommen werden
- Freizeit nutzen und genießen
- Zufriedenheit erleben ohne schlechtes Gewissen

▪ Ziele entwickeln

Eigene Ziele und Werte zu entwickeln trägt zu einer positiven Work-Life-Balance bei. Alle Ziele sollten aufgeschrieben werden, sodass das Unterbewusstsein darauf programmiert wird, darauf hinzuarbeiten.

Praxistipp

- Positives Formulieren der Ziele: Einfach sagen, was erwünscht ist, und nicht, was nicht erwünscht ist.
  Falsch: Ich bin zu dick. Richtig: Ich wiege 75 kg und werde abnehmen.
  Falsch: Ich habe Prüfungsangst. Richtig: Ich werde die Prüfung bestehen.
- Ziele sollten so formuliert werden, als wären sie schon erreicht.
  Falsch: Ich versuche abzunehmen. Richtig: Ich kann abnehmen.
  Falsch: Ich werde so Prüfungsangst haben. Richtig: Ich bin ein Prüfungsmensch.
- Realistische Ziele sollten formuliert werden, also Ziele, die in einem bestimmten Zeitraum auch wirklich erreicht werden können.

■ Zeitmanagement

Jeder Tag hat nun mal 24 h. Diese sollten sinnvoll genutzt werden. Ein gutes Zeitmanagement spart viel Energie und beugt Stress vor. Allerdings erfordert es viel Disziplin, da die meisten Aktivitäten zeitlich analysiert und strukturiert werden müssen. Die sogenannte ALPEN-Methode ist ein bewährtes Konzept, bestimmte Aufgaben besser zu strukturieren.

A: *Aufgaben zusammenstellen* – Alle Aufgaben des Tages werden genau aufgeschrieben.

L: *Länge der Tätigkeiten abschätzen* – Aus der Erfahrung heraus wird die benötigte Zeit zur Erledigung der Aufgaben abgeschätzt und notiert.

P: *Pufferzeiten reservieren* – Das Einplanen von freien Zeiten kann als positiver Puffer dienen, wenn es zu Unterbrechungen der Aufgaben gekommen ist.

E: *Entscheidung über Prioritäten* – Aufgaben, mit denen begonnen werden muss oder die dringlich sind, werden als erste erledigt.

N: *Nachkontrolle* – Am Ende des Tages wird geprüft, welche Aufgaben erledigt worden sind und welche noch bis zum nächsten Tag warten können.

■ Körperliche Bewegung

Regelmäßige Bewegung kann beim Stressabbau helfen. Spazierengehen, Joggen, Walken, Schwimmen kann entspannend wirken, da diese Bewegungen meist in einem gleichmäßigen Rhythmus ausgeführt werden. Weitere Sportarten wie Radfahren, Tanzen, Fitness, Yoga, Qigong oder Aerobic werden auch empfohlen.

Methoden wie autogenes Training oder gezielte Atemübungen dienen zusätzlich als zentrale Elemente zum Stressabbau (◘ Abb. 4.4).

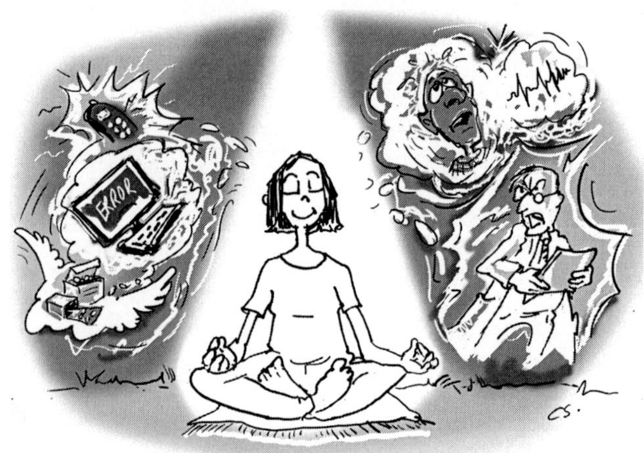

Abb. 4.4 „Yoga soll helfen“

Literatur

Bärsch T, Rohde M (2017) Deeskalation in der Pflege. BoD - Books on Demand, Norderstedt

Ekert B, Ekert C (2019) Psychologie für Pflegeberufe, 4. Aufl. Georg Thieme, Stuttgart

Jackson SE (o. J.). Maslach-Burnout-Inventory Burnout-Selbsttest. ► www.hilfe-bei-burnout.de. Von ► https://www.hilfe-bei-burnout.de/wp-content/uploads/2014/09/Maslach-Burnout-Selbsttest-PDF.pdf. Zugegriffen: 18. Mai 2019

Meier-Tacke B (o. J.). ► cne.online.de. Von ► www.cne.thieme.de/cne-webapp/r/pdf/learningunit/10.1055_s-0032-1315748

Probst K (o. J.) ► CNE.online – Certified Nursing Education. ► cne.thieme.de/cne-webapp/r/pdf/learningunit/10.1055_s-0038-1654737. Zugegriffen: 4. März 2019

Gewaltformen

A. Schünemann, *Nur gut gemeint?*, Top im Gesundheitsjob,
https://doi.org/10.1007/978-3-662-60574-5_5

Gewalt tritt nicht nur in unterschiedlichen Strukturen auf, beispielsweise aktiv/direkt oder passiv/indirekt, sondern auch auf verschiedenen Ebenen wie psychisch, physisch oder strukturell. Gewalt gestaltet sich als facettenreich und ist unabhängig vom Anwendungsgebiet. In der Pflege sind nicht alle Gewaltformen vertreten. In der Regel sind es direkte Gewalterfahrungen auf der psychischen und physischen Ebene. Dazu zählt aber auch die Gewalt durch aktive und passive Vernachlässigung. Besonders die Form der aktiven Vernachlässigung ist in der Pflege häufig zu erleben.

Die Grundformen vieler Facetten von Gewalt und deren Wechselwirkungen lassen sich anhand des Gewaltdreiecks des norwegischen Friedensforschers und Soziologen Johan Galtung darstellen (s. ◘ Abb. 5.1).

Galtung gliedert das Phänomen Gewalt in drei Hauptebenen – strukturelle, kulturelle und personale Gewalt. Diese drei Gewaltformen sind voneinander abhängig und treten lediglich in Verbindung miteinander auf (vgl. Osterbrink und Andratsch 2015, S. 43 ff.).

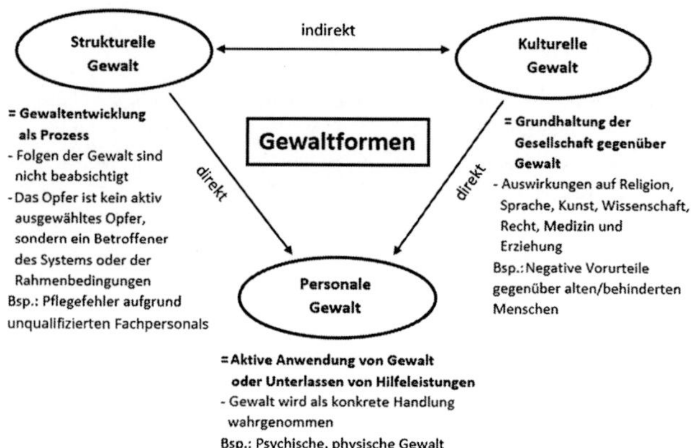

Abb. 5.1 Gewaltdreieck nach Johan Galtung, erweitert durch Alexandra Schünemann

5.1 Aktive/direkte Gewaltform

Definition

Die aktive oder auch direkteGewaltform beschreibt das vorsätzliche destruktive Handeln oder auch das bewusste Unterlassen von Hilfeleistungen durch eine Person oder Gruppe. Diese Grundform der Gewalt ist durch die traditionelle Vorstellung der Gesellschaft gekennzeichnet und immer als ein direktes Gewaltereignis objektiv wahrnehmbar.

Die direkte Gewaltform gliedert sich in fünf verschiedenen Ebenen (s. Abb. 5.2).

Auf allen fünf Ebenen ist der Patient – egal, in welcher pflegerischen Einrichtung er betreut wird – das bewusst ausgewählte

Aktive/direkte Gewaltform
physisch
psychisch
aktive Vernach-lässigung
finanziell
sexuell

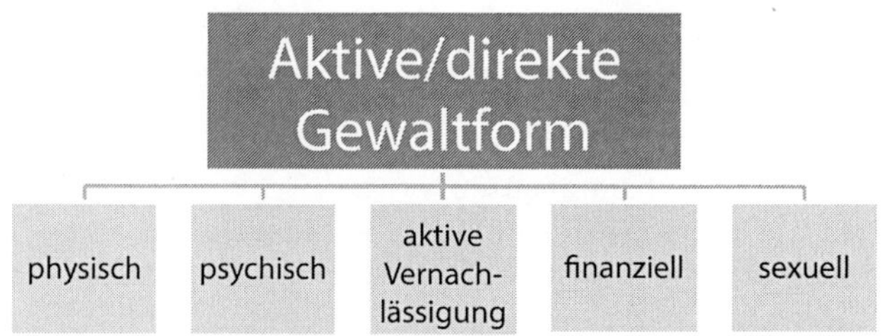

Abb. 5.2 Aktive/direkte Gewaltformen

Opfer von Gewalt der jeweiligen Pflegekraft. Die Ebenen der physischen und der psychischen Gewalt sowie der aktiven Vernachlässigung sind die drei Formen, die am häufigsten angewandt werden. Die finanzielle und sexuelle Gewalt finden ihre Anwendung eher in der Alten- und Sozialpflege.

5.1.1 Physische Gewalt

Definition

Die Ebene der physischen Gewalt ist gekennzeichnet durch die aktive Ausübung von gewalttätigen Handlungen mit dem Bewusstsein, körperlichen Schaden zu erzielen.

Die physische Gewalt umfasst alle Formen von Misshandlungen und ist darauf ausgerichtet, durch die körperlichen Schäden Schmerzen zu verursachen. Sie umfasst Handlungen wie Schlagen, Treten, Fesseln, Festhalten oder ähnliche Handgreiflichkeiten. Die Folgen sind durch äußerliche Schäden wie Prellungen, Hämatome, Quetschungen oder Brüche sichtbar. Zur physischen Gewalt in der Pflege zählen aber auch unsachgemäße Fixierungen, inkorrekte Verabreichung der Dosierung von Medikamenten (besonders Sedativa) oder Zwangsmaßnahmen wie enterale/parenterale Ernährung, Setzen eines Dauerkatheters etc.

Beispiel aus der Intensivpflege

Frau Glas befindet sich nach einer viszeralchirurgischen Operation auf einer Intensivstation. Mittlerweile ist sie nicht mehr beatmet, benötigt ein bisschen Sauerstoff zur Unterstützung der Atmung und ist hämodynamisch ohne Katecholamine stabil. Allerdings ist sie neurologisch nicht zu allen Qualitäten orientiert und dementsprechend etwas verwirrt. In der Nacht wird sie von Pfleger Stefan betreut, der heute seine sechste Nacht in Folge hat. Stefan ist sehr müde und erschöpft, besonders weil Frau Glas ihn auf Trab hält. Gegen 3 Uhr in der Nacht hat Stefan keine Geduld mehr, da sich Frau Glas bereits zum achten Mal vom Monitor abgemacht hat, versucht hat aufzustehen und fast gestürzt wäre. Er beschließt, den Propofol®-Perfusor, der Frau Glas in der letzten Nacht schön hatte schlafen lassen, wieder anzustellen. Dies geschieht ohne Rücksprache mit dem Arzt, denn auch der ist müde und hat sich im Arztzimmer zum Schlafen hingelegt. Nachdem der Perfusor angestellt ist und Frau Glas einen kleinen Bolus erhalten hat, schläft sie und liegt ruhig im Bett. Etwas später in der Nacht schaut Pfleger Stefan bei Frau Glas nach dem Rechten und ist direkt alarmiert, denn Frau Glas ist ganz blau im Gesicht und hat die suffiziente Atmung eingestellt. Der Sättigungsalarm war aus, er hatte vergessen, ihn wieder anzustellen, und die aktuelle Sauerstoffsättigung war bereits bei 71 %. In diesem Moment rief er um Hilfe und Frau Glas wurde reanimationspflichtig.

Beispiel aus der Altenpflege

Herr Frisch wohnt seit einigen Jahren in einem Altenpflegeheim und benötigt viel Unterstützung bei alltäglichen Handlungen. Besonders die Körperpflege gestaltet sich aufgrund seiner stark fortgeschrittenen Demenz als sehr schwierig für die Pflegenden. Heute ist es wieder soweit, der große Waschtag steht an und Herr Frisch soll nach Pflegeplan gebadet werden. Pfleger Otto bereitet schon einmal alles vor und geht anschließend mit Herrn Frisch in den Baderaum. Herr Frisch steigt in die Badewanne und sieht anfänglich ganz zufrieden aus. Doch als Pfleger Otto mit der Grundpflege beginnt, versucht sich Herr Frisch mit aller Kraft zu wehren und trifft seinen Pfleger mit der Faust im Gesicht. Pfleger Otto versucht, ruhig zu bleiben, doch als er von Herrn Frisch bespuckt wird, rutscht ihm die Hand aus.

▪ Der Fall des Niels H.

Niels H. – ein Synonym für Berufskiller (Müller o. J., S. 1), größter Serienmörder der Nachkriegszeit (Seng und Krogmann o. J.), Horror-Pfleger (o. V. o. J.), Todesengel (Müller o. J., S. 11), Massenmörder (Kock et al. o. J.).

Niels Högel, 39 Jahre, geboren in Wilhelmshaven, ist wohl einer der bekanntesten Krankenpfleger Deutschlands. Er wurde von der Staatsanwaltschaft des Mordes in über 200 Fällen verdächtigt. Wie viele Opfer genau Niels H. in seiner Berufslaufbahn als Intensivpfleger getötet haben soll, ist bis heute noch ungeklärt. Fakt ist, dass Niels H. bereits 2006 wegen versuchten Totschlags zu fünf Jahren Haft verurteilt wurde. Allerdings kam er auf Bewährung frei und konnte noch knapp drei weitere Jahre als Krankenpfleger arbeiten. Erst 2008 wurde er vom Landgericht Oldenburg zu siebeneinhalb Jahren Haft verurteilt. Zusätzlich erhielt er ein lebenslanges Berufsverbot als Krankenpfleger (vgl. Norddeutscher Rundfunk o. J.).

Niels H. wuchs in einem katholischen Elternhaus auf. Die Mutter war Anwaltsgehilfin, der Vater selbst Krankenpfleger, die Schwester Zahnarzthelferin. Das Familienleben wird als warmherzig und helfend beschrieben.

Nach dem Abschluss auf einer Gesamtschule wollte Niels H. Krankenpfleger werden, da ihm das Medizinstudium zu anspruchsvoll erschien. Die Oberstufe absolvierte er nicht.

1994 begann er im St.-Willehad-Hospital in Wilhelmshaven seine Ausbildung als Krankenpfleger. Sein Examen wird als mittelmäßig beschrieben, trotzdem wurde er von der Klinik als Krankenpfleger übernommen (vgl. Seng und Krogmann o. J.).

1999 wechselte Niels H. an das Klinikum Oldenburg auf die herzchirurgische Intensivstation. Er suchte nach einer neuen Herausforderung. Bereits dort fiel er aufgrund seiner gehäuften Anwesenheit bei Reanimationen auf. Dabei drängte er sich in den Vordergrund. Bis 2002 vermehrten sich die Reanimationsfälle. Kollegen gaben an, nicht mehr mit Niels H. zusammenarbeiten zu wollen. Schon damals wurde er als Todesengel beschrieben. Der leitende Oberarzt offenbarte ihm in einem Gespräch, dass das Vertrauen in ihn von den Kollegen nicht mehr gegeben war, sodass Niels H. das Klinikum Oldenburg 2002 verließ.

Im Jahr 2003 fing er als Krankenpfleger auf der Intensivstation im Klinikum Delmenhorst an. Dort war er bis zu seiner ersten Anklage 2006 angestellt. Im Zeitraum von 2003 bis 2006 stieg die Todesrate auf seiner Station drastisch an, sie verdoppelte sich. Kollegen wurden misstrauisch, da es während der Anwesenheit von Niels H. gehäuft Reanimationen gab, die sich mit dem jeweiligen Krankheitsverlauf der Patienten nicht eindeutig vereinbaren ließen.

So kam es, dass Niels H. am 22. Juni 2005 von einer Schwester auf frischer Tat ertappt wurde: Ein Patient bekam Herzrhythmusstörungen, nachdem Niels H. das Medikament Gilurytmal® verabreicht und einen Katecholamin-Perfusor pausiert sowie die Monitoralarme auf lautlos gestellt hatte. Der Patient wurde reanimationspflichtig. Die Kollegen wurden misstrauisch und fanden im Abfall leere Gilurytmal®-Ampullen. Sie nahmen dem Patienten Blut ab und wenige Tage später wurde der Wirkstoffnachweis erbracht. Ende 2005 ermittelte ein Oberarzt des Klinikums Delmenhorst die Sterberaten und den gleichzeitigen Gilurytmal®-Verbrauch im Zusammenhang mit der Anwesenheit von Niels H. in den jeweiligen Schichten. Der erste Verdacht wurde der Polizei gemeldet. In den drei Jahren, in welchen Niels H. in Delmenhorst angestellt war, starben 411 Menschen, davon ungefähr 300 Menschen während oder unmittelbar nach der Schicht von Niels H. (vgl. Kock et al. o. J., S. 2 f.; Norddeutscher Rundfunk o. J.; Müller o. J., S. 1 ff.).

Seit 2006 stand Niels H. regelmäßig vor Gericht. Die Anzahl der Mordanklagen belief sich mittlerweile auf über 200 Fälle. Mehr als 100 Leichen wurden exhumiert und auf Gilurytmal®-Rückstände untersucht, in einigen Fällen positiv, in anderen Fällen konnten keine Rückstände nachgewiesen werden.

Allerdings hatte Niels H. bereits zugegeben, Patienten nicht nur mit Gilurytmal®, sondern auch mit Kalium in Reanimationssituationen gebracht zu haben, sodass von einer hohen Dunkelziffer ausgegangen wird, denn Kalium kann in jedem Verstorbenen nachgewiesen werden.

Die Frage nach den Hintergründen der Tat bleibt weiterhin unvollständig geklärt. Niels H. gab in psychologischen Gutachten an, das Ansehen und die Wertschätzung der Kollegen durch erfolgreiche Reanimationen gebraucht zu haben. So erzwang er die Möglichkeit, während der Wiederbelebungsmaßnahmen seine Fähigkeiten präsentieren zu können. Sein Privatleben mit Ehefrau und Tochter überforderten ihn. Er flüchtete sich in Alkohol, Depressionen und in die Arbeit. Die fehlende Bestätigung seiner Person holte er sich über aktiv herbeigeführte Notfallsituationen auf den Intensivstationen (vgl. Seng und Krogmann o. J.).

Jede Reanimation sei ein kurzer Lichtblick in seinem trostlosen Leben gewesen. Die Anzahl der Opfer kann er nicht genau beziffern. Den Überblick habe er verloren, nach 50 Opfern habe er aufgehört zu zählen. Nur das Gefühl der Bestätigung während und nach den Wiederbelebungsmaßnahmen war nach seinen Aussagen ausschlaggebend für seine Taten (vgl. Seng und Krogmann o. J.).

Niels H. war sich der aus dem asymmetrischen Verhältnis zwischen den Intensivpatienten und der Intensivpflegekraft resultierenden Machtposition bewusst. Er entschied in seiner Pflegeposition über das Wohlergehen des Patienten. Allerdings nicht anhand des Motivs des Helfens, sondern anhand seines Motivs des Tötens. Er verstieß gegen die sittlichen Normsetzungen seines Berufes. Das Verbot zu schaden und das Gebot, zum Wohlergehen des Menschen zu pflegen, hielten ihn nicht davon ab, Patienten zu töten. Auch die vier grundlegenden Hauptaufgaben des ICN-Kodex wurden missachtet. Niels H. förderte weder die Gesundheit der Patienten, noch stellte er deren Gesundheit wieder her. Die wehrlose Position der Patienten wurde von Niels H. für sein eigenes Wohlergehen rücksichtslos ausgenutzt. Aktiv schadete er seinen Patienten auf der physischen Gewaltebene durch das Verabreichen von nicht angeordneten Medikamenten in dem Bewusstsein, aktiv körperlichen Schaden anzurichten. Das Potenzial zur Machtausübung war nicht nur vorhanden, sondern wurde von Niels H. in jeglicher Form ausgenutzt. Zusätzlich zum Machtpotenzial war auch das Potenzial zur Gewaltausübung gegeben. Dies lässt sich anhand der Frustrations-Aggressions-Hypothese von Dollard und Miller belegen. Niels H. war mit seinem Privatleben überfordert. Die Flucht in den Alkoholkonsum und die fehlende Wertschätzung seiner Person im Privat-, aber auch im Berufsleben lösten bei ihm Depressionen aus. Die Frustration über sein Leben veranlasste Niels H. zu aggressiven Taten gegenüber seinen Intensivpatienten. Durch die herbeigeführten Reanimationssituationen konnte sich Niels H. kurzzeitig in seinem Team mit seinen Wiederbelebungsmaßnahmen profilieren.

So genoss er das hohe Ansehen, das ihm am Anfang seiner Berufslaufbahn von seinen Kollegen entgegengebracht wurde. Doch dieses Ansehen war nicht von allzu langer Dauer. Die Kollegen wurden misstrauisch, unabhängig davon, in welcher Klinik er arbeitete, bis er schließlich auf der Intensivstation in Delmenhorst bei frischer Tat erwischt wurde und somit die Mordserie ein Ende nahm.

5.1.2 Psychische Gewalt

Definition

Die Ebene der psychischen Gewalt beschreibt die aktive Ausübung von verbalen Äußerungen oder den absichtlichen Angriff auf der emotionalen Ebene mit dem Bewusstsein, psychische Schäden anzurichten.

Psychische Gewalt wird in der Regel auf der seelischen, emotionalen Ebene ausgeübt und hinterlässt auf den ersten Blick keine klaren, sichtbaren Symptome. Sie lässt sich schwieriger erkennen, obwohl die Folgen für den Betroffenen genauso spürbar sind wie bei der physischen Gewalt. Das Ausmaß der psychischen Gewalt ist vielseitig. Dazu gehören beispielsweise verbale Äußerungen, Beschimpfungen, Beleidigungen oder ein respektloser Umgang. In der Pflege äußert sich die psychische Gewalt auch in Drohungen, Erpressung, Reden in Babysprache, Verniedlichungen oder Manipulationen.

Beispiel aus der stationären Pflege

Auf einer neurologischen Allgemeinstation ist zurzeit die große Übergabe vom Spätdienst an den Nachtdienst. Pflegerin Hilda macht von allen 28 Patienten Übergabe, um so schnell wie möglich nach Hause zu kommen, denn sie hat morgen wieder Frühdienst. Der Dienst heute war sehr stressig und sie hat auch keine ruhige Pause machen können, da alle Patienten ständig wegen Kleinigkeiten geklingelt hätten. Sie beginnt in Zimmer 1 und berichtet von Frau Krema: „Also, in Zimmer 1 am Fenster liegt die fette Frau Krema. Sie hat gefühlt einen BMI von 1000 und kann sich im Bett null selbstständig bewegen. Was sie aber kann, ist wegen jedem Mist die Klingel zu bedienen. Zudem stinkt sie nach Schweiß und altem Deo und ist in einem sehr ungepflegten Zustand. Ach so, ja … die fette Krema soll nüchtern bleiben, da sie morgen eine Untersuchung bekommt. Aber das schadet ihr ja bestimmt nicht, so fett wie sie ist."

Beispiel aus der ambulanten Pflege

Pflegerin Ilona fährt schon seit über 20 Jahren zu Frau Paulis. Angefangen hat es mit Thrombosespritzen und dem Richten von Tabletten, mittlerweile benötigt sie aber auch Unterstützung bei der Körperpflege. Ilona hat heute sehr schlechte Laune, da sie verschlafen hat und daher im Zeitstress ist. Frau Paulis braucht aber viel Zeit, bis sie gewisse Tätigkeiten ausgeübt hat, diese Zeit hat Ilona heute aber nicht. Das lässt sie Frau Paulis bei der Körperpflege am Waschbecken auch spüren. „Heute muss alles etwas schneller gehen, ich habe nicht so viel Zeit wie sonst. Also nehmen sie jetzt endlich diesen blöden Waschlappen in die Hand und waschen sie sich ihr Gesicht. Das kann doch nicht so schwer sein." Frau Paulis ist völlig eingeschüchtert und versucht, den Aufforderungen ihrer Pflegerin nachzukommen. Nur funktioniert das leider nicht so gut, denn je mehr sie gestresst ist, desto schlimmer wird der Tremor in den Händen. Ilona will sich das nicht weiter mit anschauen und nimmt ihr den Waschlappen aus der Hand, sodass sie die Körperpflege übernehmen kann, um Zeit zu sparen. Während sie Frau Paulis pflegerisch versorgt, beschimpft sie sie und droht ihr, dass sie nächstes Mal nicht mehr komme, wenn sie so lang brauche.

5.1.3 Aktive Vernachlässigung

Definition

Die Ebene der aktivenVernachlässigung ist gekennzeichnet durch die aktive Unterlassung von notwendigen pflegerischen oder medizinischen Maßnahmen.

Die aktive Vernachlässigung ist eine besondere Ebene der aktiven/direkten Gewalt, denn sie tritt in allen Pflegeeinrichtungen wahrscheinlich täglich auf, ohne dass die Pflegenden böse Absichten hegen. Ausschlaggebend für diese Form der Gewalt ist das aktive Wahrnehmen der Notwendigkeit einer pflegerischen Handlung, aber mit der bewussten Durchführungsverweigerung. Mit anderen Worten: Maßnahmen, die vom Pflegenden erkannt werden und durchgeführt werden sollten, werden mit Absicht unterlassen. Diese Durchführungsverweigerung gestaltet sich in unterschiedlichen Graden, je nach Wichtigkeit der unterlassenen Maßnahme oder Handlung. Diese Grade gehen vom bewussten Ignorieren der Klingel auf Station bis hin zu ungenügender Mobilisation oder fehlenden Positionswechseln mit der Folge von Dekubitus-Entwicklung.

Beispiel aus der Intensivpflege

Pfleger Tom betreut heute im Frühdienst vier Intensivpatienten, da eine Kollegin kurzfristig krank geworden ist. Trotzdem hat Tom den Anspruch, alle vier Patienten pflegerisch zu versorgen und alle Maßnahmen durchzuführen, die im Tagesverlauf anstehen. Völlig gestresst und genervt versorgt er kurz vor Ende des Frühdienstes seinen vierten Patienten. Dieser ist sediert und beatmet und kann keine Mithilfe beim Positionswechsel leisten. Tom entschließt sich, den Patienten allein neu zu positionieren, bemerkt allerdings dabei, dass dieser Patient abgeführt hat. Mit viel Mühe führt er die Intimpflege durch. Während der pflegerischen Maßnahmen erkennt er einen Wundverband am Steiß, der mit Stuhlgang verschmiert ist und sich bereits teilweise abgelöst hat. Dieser Wundverband muss unbedingt gewechselt werden. Allerdings ignoriert er den Verbandswechsel und positioniert den Patienten in die Linksseitenlage.

Beispiel aus der stationären Pflege

Auf einer unfallchirurgischen Allgemeinstation liegt Herr Roller. Er hatte einen Autounfall und musste am Bein operiert werden. Nach der Operation am gestrigen Tag fühlte er sich zwar schlapp und müde, hatte aber keine starken Schmerzen. Heute musste er jedoch im Tagesverlauf schon mehrmals nach einem Schmerzmittel verlangen, da es immer schlimmer wurde. Im Spätdienst wurde es so stark mit den Schmerzen, dass er nochmals die Klingel betätigte. Ein Auszubildender kam in das Zimmer und versicherte Herrn Roller, er würde der betreuenden Pflegekraft direkt

Bescheid geben und auch den Ärzten, damit es ihm bald wieder besser gehe. Der Auszubildende Frank gab Pflegerin Johanna Bescheid und meinte, dass es bestimmt auch gut wäre, wenn man den Dienstarzt anrufen würde, da die Intensität der Schmerzen nicht üblich sei. Pflegerin Johanna war jedoch der Meinung, dass dies nicht nötig sei und sich Herr Roller nicht so anstellen solle, er habe schon genügend Schmerzmittel erhalten. Später bekam Herr Roller Besuch von seiner Familie. Diese war sehr besorgt und ging direkt in den Pflegestützpunkt, um nach einem Schmerzmittel zu fragen. Pflegerin Johanna war schon sehr genervt vom Verhalten des Herrn Roller und versicherte der Familie, dass Schmerzen nach einer Operation normal seien und er auch in zwei Stunden erneut ein Schmerzmittel erhalten werde. So kam es, dass Herr Roller nicht mehr klingelte und sich mit seinen Schmerzen abfand. Allerdings entwickelte sich ein Kompartmentsyndrom, das nicht rechtzeitig erkannt wurde. Herr Roller musste notfallmäßig operiert werden.

5.1.4 Finanzielle Gewalt

Definition

Die Ebene der finanziellen Gewalt umfasst alle Maßnahmen, die eine finanzielle Ausbeutung in Betracht ziehen.

Zur finanziellen Gewalt zählt nicht nur der Diebstahl von Besitztümern des Pflegebedürftigen, dazu zählen auch die Veruntreuung von Geldern, das Ändern von Testamenten und diverse andere Geldleistungen. In der Pflege steht die Form der finanziellen Gewalt häufig in Verbindung mit anderen Gewaltebenen, besonders mit der physischen und psychischen Gewalt in Form von Erpressung oder Drohungen.

Beispiel aus der häuslichen Pflege

Herr Tipi wohnt mit seinem Vater in dessen Haus und versorgt ihn schon seit mehreren Jahren allein. Aufgrund der Folgen eines Schlaganfalls ist der Vater bettlägerig und muss über die PEG künstlich ernährt werden. Herr Tipi ist beruflich selbstständig und arbeitet von zu Hause aus, um sich auch tagsüber um seinen Vater kümmern zu können. Dazu kommt, dass er keine fremden Menschen in sein Haus lassen möchte. Er lebt sehr zurückgezogen und leidet an Depressionen. Nun wächst ihm alles über den Kopf, denn die Pflege für seinen Vater wurde nach dem letzten Krankenhausaufenthalt immer umfangreicher. Diese kann er leider nicht mehr allein leisten und ist auf professionelle Unterstützung bzw. Pflege angewiesen. Allerdings hat er finanzielle Probleme und hat das Pflegegeld für seinen Vater fest verplant, sodass er sich auch keine professionelle Pflege leisten kann. Also beschließt er, weiterhin seinen Vater allein zu versorgen und das Pflegegeld zu behalten. Zudem hat Herr Tipi die finanzielle Vollmacht über das Konto seines Vaters. Er beschließt, dort Geld von dessen Konto abzuheben, da sein Vater eh nichts bemerken wird.

Beispiel aus der stationären Pflege

Herr Thaler wird heute von Pflegerin Olivia im Nachtdienst betreut. Zu Beginn ihrer Schicht begrüßt sie ihn während ihres Rundgangs und bereitet ihn auf die anstehende Operation für morgen vor. Dabei fragt sie nach Wertsachen, die sie zur Sicherheit in den Stationstresor schließen möchte. Herr Thaler ist sehr dankbar über dieses Angebot, denn er habe sehr viel Bargeld dabei. Leider wisse er aber nicht mehr, wie viel Geld er wirklich dabeihabe und durch sein stark eingeschränktes Sehvermögen könne er es auch schlecht allein zählen. Daher bittet er Olivia, das Bargeld zu zählen und ihm den Betrag zu nennen. Insgesamt sind es eigentlich 730 €, die Herr Thaler verschließen lassen möchte. Olivia nennt allerdings nur 530 € und steckt sich 200 € ein. Herr Thaler bemerkt davon nichts und vertraut ihr das Geld an, sodass sie es im Tresor sicher verwahren kann. Zudem notiert Pflegerin Olivia den Betrag von 530 € auf dem Wertsachenformular und freut sich über die 200 €, die sie Herrn Thaler unbemerkt entwenden konnte.

5.1.5 Sexuelle Gewalt

Definition

Die Ebene der sexuellen Gewalt umfasst alle sexuellen Handlungen auf der physischen sowie psychischen Gewaltebene.

Innerhalb der Pflege zeigt sich sexuelle Gewalt hauptsächlich in Form von verbalen sexuellen Demütigungen, Belästigungen oder Verletzungen gegenüber den Pflegebedürftigen. Sexuelle Übergriffe (unangebrachter Körperkontakt, nicht erwünschte Intimkontakte oder das Erzwingen von sexuellen Handlungen) oder Vergewaltigung bzw. sexueller Missbrauch sind weitere Formen dieser Gewaltebene. Zudem kann sexuelle Gewalt auch auf der emotionalen Ebene Anwendung finden, beispielsweise durch anzügliche Äußerungen oder gezielte Blicke.

Beispiel aus der Altenpflege

Frau Blum ist aufgrund eines Tumorleidens mit Metastasenbildung nicht mehr in der Verfassung, sich selbstständig zu versorgen, und kam vor einigen Wochen in ein Pflegeheim. Die Metastasen haben sich im Gehirn manifestiert, sodass Frau Blum sehr verwirrt ist und viele Dinge macht, die keinen Sinn ergeben. So kam es, dass sie sich heute im Spätdienst komplett entkleidet hat und den gesamten Inhalt des Kleiderschranks im ganzen Zimmer verteilte hat. Pflegerin Julia wollte Frau Blum zum gemeinsamen Bewohner-Abendessen abholen und ist schockiert, als sie Frau Blum in diesem Chaos vorfindet. Direkt ruft sie nach ihrer Kollegin, um ihr das Schauspiel zu zeigen. Aber anstatt Frau Blum zu helfen, sich wieder anzukleiden, und zum Abendessen zu begleiten, machen beide Pflegerinnen abfällige Kommentare über Frau Blums Körper. Sie amüsieren sich über die Geschlechtsteile und fangen an, heftig zu lachen, ohne zu bemerken, dass Frau Blum diese Situation ausnahmsweise versteht.

Beispiel aus der Intensivpflege

Pfleger Manfred freut sich auf den heutigen Dienst, denn er betreut eine junge, sehr gut aussehende Patientin in Zimmer 4. Frau Schleife ist 27 Jahre alt und hatte vor wenigen Tagen eine Lungenarterienembolie, die eine Reanimation zur Folge hatte. Nun befindet sie sich in einem komatösen Zustand und muss intensivmedizinisch betreut werden. Manfred hat sie schon in den letzten zwei Frühdiensten betreut und sich besonders über die Körperpflege gefreut. Dabei hat er sich auch viel Zeit gelassen und die Brüste sowie den Intimbereich sehr sorgfältig gereinigt.

5.2 Passive/indirekte Gewaltform

Definition

Die passive/indirekte Gewaltform definiert sich im Gegensatz zur aktiven Gewaltform nicht durch eine absichtliche Ausübung von gewalttätigen Handlungen, sondern die jeweiligen Betroffenen kommen durch passive Faktoren zu Schaden.

Die indirekte Gewaltform gliedert sich in drei Ebenen (s. ◘ Abb. 5.3).

Auch hier ist der Patient auf allen drei Ebenen – egal, in welcher pflegerischen Einrichtung er betreut wird – ein Opfer von Gewalt, nur mit dem Unterschied, dass er nicht aktiv von der jeweiligen Pflegekraft ausgewählt wurde. Vielmehr ist der Pflegebedürftige hier Opfer der Gegebenheiten oder des Systems. Besonders die Ebene der strukturellen Gewalt ist in allen Pflegeeinrichtungen zu finden.

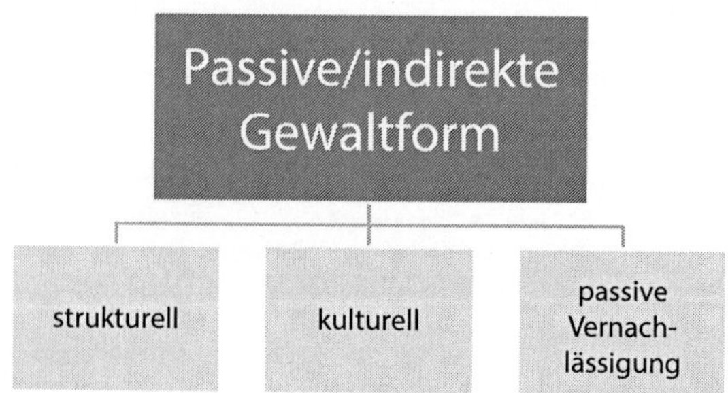

Abb. 5.3 Passive/indirekte Gewaltformen

5.2.1 Strukturelle Gewalt

Definition

Die Ebene der strukturellenGewalt entsteht durch Gegebenheiten oder Umstände verschiedener Strukturen oder Prozesse in diversen Pflegeeinrichtungen. Es gibt keinen speziellen Akteur, der Gewalt beabsichtigt.

Unterschiedliche Ursachen wie gesetzliche Rahmenbedingungen, institutionelleProzesse oder gesellschaftliche Strukturen haben zur Folge, dass es zu diversen medizinischen und auch pflegerischen Einschränkungen kommen kann. Von diesen Einschränkungen wie beispielsweise von Personalmangel, unqualifiziertem Personal oder ungenügend Material ist aktiv das Pflegepersonal und passiv der Pflegebedürftige betroffen. Eine adäquate Patientenversorgung kann nicht gewährleistet werden, wenn nicht genügend qualifiziertes Personal vorhanden ist. Pflegende werden dazu gezwungen, ihre Arbeitsabläufe zu priorisieren, ohne sich an den Bedürfnissen der Patienten oder Bewohner orientieren zu können. Dies widerspricht oft dem Selbstbild der Pflegekraft, was sie dann auf einen längeren Zeitraum in ihrer Tätigkeit als Pflegekraft krankmachen kann. Doch auch die verschiedenen Gegebenheiten in diversen Pflegeeinrichtungen zählen dazu. Ein fester Tagesablauf, strikte Zeitvorgaben und vorgegebene Tagesstrukturen orientieren sich nur selten an den Bedürfnissen der Bewohner. Auch hier ist der Bewohner das passive Gewaltopfer. Die Ebene der strukturellen Gewalt verbirgt sich also hinter Normen und Regelungen in Form von Strukturen der jeweiligen Pflegeeinrichtungen. Es ist ein schleichender und konstanter Prozess der Gewaltausübung – aktiv am Pflegepersonal und passiv an den Pflegebedürftigen (s. ◻ Abb. 5.4).

Beispiel aus der Intensivpflege

Auf einer internistischen Intensivstation betreuen heute im Nachtdienst drei Pflegekräfte insgesamt zwölf Intensivpatienten. Jede Pflegekraft ist in diesem Nachtdienst für vier Patienten zuständig. Zusätzlich muss ab 2 Uhr ein weiterer Patient im Schockraum intensivmedizinisch versorgt werden. Alle 13 Intensivpatienten sind beatmet und befinden sich in einem künstlichen Koma. Eine Aufgabe der jeweiligen Pflegekraft ist das passive Aktivieren des Bewegungsapparates der Patienten.

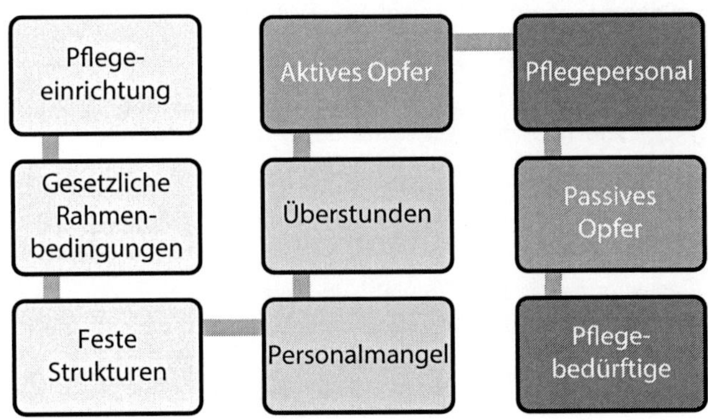

◻ **Abb. 5.4** Prozess der Gewalt auf der strukturellen Ebene

Diese passive Mobilisierung sollte je nach Hautstatus alle zwei bis drei Stunden anhand eines Positionswechsels im Bett durchgeführt werden. So wird unter anderem die Entwicklung eines Dekubitus verhindert. Auf der internistischen Intensivstation kann wegen des häufigen Personalmangels und des hohen Patientenschlüssels der regelmäßige Positionswechsel nicht immer gewährleistet werden. Die daraus entstehende dauernde Immobilität der Intensivpatienten führt zu regelmäßigen Dekubitus-Entwicklungen auf dieser Station.

Beispiel aus der Altenpflege

Pflegender Joachim ist heute für 15 Bewohner allein zuständig. Von diesen 15 Bewohnern ist der größte Teil auf einen Rollstuhl oder Rollator angewiesen. Sie benötigen viel Unterstützung in ihrer Mobilität. Um heute etwas Zeit zu sparen, die ohnehin schon sehr knapp ist, hat Joachim alle Bewohner mit einem Inkontinenzsystem ausgestattet. Dadurch muss er keinen einzigen Bewohner auf die Toilette begleiten und kann später alle in Ruhe frisch machen, wenn er sie ins Bett begleitet hat.

5.2.2 Kulturelle Gewalt

Definition

Die Ebene der kulturellen Gewalt entwickelt sich aus gesellschaftlichen Wertvorstellungen und negativen Vorurteilen in Bezug auf die individuellen kulturellen Bedürfnisse der Pflegebedürftigen.

Besonders gegenüber älteren Pflegebedürftigen herrscht seit einigen Jahren eine stabile kulturelle Gewalt in Form von Vorurteilen aufgrund des fortgeschrittenen Alters. Diese negative Einstellung begünstigt Gewalt besonders im Sinne von Demütigungen, respektlosem Verhalten oder Übergriffen und bestärkt den bestehenden Generationskonflikt. Problematisch ist allerdings, dass diese negativen Vorurteile oder individuellen Einstellungen der Gesellschaft nur schwer verändert werden können. Daher stellt die Grundhaltung der kulturellen Gewalt einen dauernden Faktor in der Gewalt dar, besonders in der Pflege.

Beispiel aus der häuslichen Pflege

Familie Neu wohnt in einem Mehrfamilienhaus, in dem die Aufgabenbereiche seit Generationen ganz klar verteilt sind. Die Ehefrau ist Hausfrau, kümmert sich um die Kinder und den anstehenden Haushalt. Seit einigen Monaten ging es Oma Neu immer schlechter. Ihr wurde oft schwindelig und sie stürzte. Der letzte Sturz war so ausgeprägt, dass sie sich einen Oberschenkelhalsbruch zuzog, der sie noch heute in ihrer Mobilität einschränkt. Herr Neu ist selbstständiger Bauunternehmer und beruflich viel unterwegs, kann sich daher nicht zwingend um seine Mutter sorgen. Aber dafür hat er ja seine Frau, denkt er sich. Sie soll sich um seine Mutter kümmern und sie pflegen, da sie ja eh daheim bei den Kindern ist. Das wird sie wohl schaffen. Also zog Oma Neu nach ihrem letzten Krankenhausaufenthalt zu ihrem Sohn und seiner Familie, um Unterstützung zu erhalten. Allerdings ist das Verhältnis zwischen Frau und Oma Neu schon immer sehr angespannt. Oma Neu hält die Frau seines Sohnes nur für ein dummes Blondchen, welches das Geld der Familie erfolgreich ausgibt und keine gute Hausfrau darstellt. Frau Neu allerdings wittert ihre Chance, sich bei während der Pflege, an Oma Neu für all die beschämenden Kommentare und Unannehmlichkeiten der letzten Jahre zu rächen. Sie versichert ihrem Mann, dass sie sich gut um seine Mutter kümmern würde. Aber in Wahrheit ist sie bereits dabei, Pläne zu entwickeln, wie sie sich an Oma Neu pflegerisch rächen kann.

Beispiel aus der stationären Pflege

Auf einer neurologischen Rehabilitationsstation werden hauptsächlich Patienten nach einem Schlaganfall behandelt und betreut. Pfleger Hans arbeitet schon seit über 30 Jahren auf dieser Station. Heute betreut er einen Patienten mit Halbseitenlähmung.

Dieser erzählt ihm voller Stolz und Überzeugung, dass er damals im Krieg im Konzentrationslager gearbeitet habe und auch heute noch voller Begeisterung zu seinem Beruf steht. Pfleger Hans ist entsetzt und innerlich wütend, zeigt seine Emotionen aber nicht gegenüber seinem Patienten. Er versucht professionell zu bleiben. Nach Rückmobilisation in das Bett stellt Pfleger Hans absichtlich den Nachttisch auf die Seite, der Halbseitenlähmung, sodass der Patient nicht die Möglichkeit hat, an sein Getränk zu kommen. Zudem legt er auch die Patientenklingel nicht ins Bett, sodass auch ein Patientenruf nicht möglich ist. Er schaltet das Licht im aus und verlässt das Zimmer. „Soll der Patient doch allein klarkommen." Denkst sich Pfleger Hans und geht immer noch völlig entsetzt über diese Geschichte zum nächsten Patienten.

5.2.3 Passive Vernachlässigung

> **Definition**
>
> Die Ebene der passivenVernachlässigung beschreibt das Unterlassen von notwendigen pflegerischen oder medizinischen Maßnahmen aufgrund von Unwissenheit.

Die passive Vernachlässigung kennzeichnet sich durch das Nichterkennen der Notwendigkeit diverser Pflegehandlungen. Das Erfordernis der Durchführung eines Verbandwechsels oder der regelmäßigen Mundpflege bei Intensivpatienten ist dem Pflegenden nicht bewusst. So können negative Folgen für den Patienten entstehen. Das Nichterkennen solcher Bedarfssituationen kann aufgrund eines mangelnden Pflegeverständnisses oder eines zu geringen pflegerischen Fachwissens erfolgen. Hierbei kann der Patient zwar zu Schaden kommen, jedoch hat die Pflegekraft diesen Gewaltaspekt nicht absichtlich ausüben wollen. Besonders in Verbindung mit Auszubildenden oder neuen Kollegen auf den Stationen, die eine gesonderte

Betreuung benötigen, kann es zu verschiedensten Pflegefehlern kommen. Aber auch Kollegen, die seit vielen Jahren auf der Station arbeiten und sich nicht weiterbilden wollen, sind betroffen.

Beispiel in der Intensivpflege

Wegen akuter Krankheitsausfälle auf der Intensivstation muss Pflegerin Sophia heute allein arbeiten. Ihr eigentlich vorletzter Einarbeitungstag musste gestrichen werden. Sie fühlt sich sehr unwohl und hat Angst, etwas falsch zu machen. Auch wenn sie weiß, dass sie jederzeit einen Kollegen um Rat fragen kann, möchte sie jedoch niemandem zur Last fallen. Sophia betreut zwei beatmete Patienten, die katecholaminpflichtig und in einem künstlichen Koma sind. Beide Patienten versorgt sie pflegerisch und gibt sich allergrößte Mühe, alle Richtlinien und Standards der Station zu beachten. Einer ihrer Patienten hat einen Dekubitus an der Ferse, der mit einem Wundverband versorgt ist. Sie betrachtet den Verband und ist der Meinung, dass dieser noch gut ausschaut und nicht gewechselt werden muss. So übergibt sie auch ihre Pflegemaßnahmen der nächsten Schicht. Pfleger Mark, der die Patienten zum Spätdienst übernimmt, ist entsetzt über diese Aussage und macht Sophia den Vorwurf, dass sie den Wundverband nicht gewechselt hat. Auch wenn dieser Verband äußerlich einen guten Eindruck mache, müsse die Wunde in regelmäßigen Abständen inspiziert werden.

Literatur

Kock F et al (o. J.) ▶ www.sueddeutsche.de. ▶ http://www.sueddeutsche.de/panorama/krankenpfleger-niels-h-geschichte-einer-mordserie-1.3045939. Zugegriffen: 8. Juli 2016

Müller D (o. J.) ▶ www.zeit.de. ▶ http://www.zeit.de/2015/08/krankenpfleger-oldenburg-mordprozess. Zugegriffen: 1. Juli 2016

Norddeutscher Rundfunk (o. J.) ▶ www.ndr.de. ▶ http://www.ndr.de/nachrichten/niedersachsen/oldenburg_ostfriesland/Die-Karriere-eines-Serienmoerders,krankenpfleger402.html. Zugegriffen: 5. Juli 2016

o. V. (o. J.). ► www.mopo.de. ► http://www.mopo.de/news/panorama/horror-pfleger-niels-h--hat-er-200-menschen-getoetet—24272978. Zugegriffen: 3. Juli 2016

Osterbrink J, Andratsch F (2015) Gewalt in der Pflege – Wie es dazu kommt. Wie man sie erkennt. Was wir dagegen tun können, 1. Aufl. Beck, München

Seng M, Krogmann K (o. J.) ► www.nwzonline.de. ► http://live.nwzonline.de/Article/874900-Krankenhaus-Morde-Warum-stoppte-niemand-Niels-H. Zugegriffen: 5. Juli 2016

Präventionsmaßnahmen gegen Gewalt

A. Schünemann, *Nur gut gemeint?*, Top im Gesundheitsjob, https://doi.org/10.1007/978-3-662-60574-5_6

Präventive Maßnahmen sind der wichtigste Aspekt, um Gewalt in der Pflege zu verhindern. Um diese Maßnahmen ergreifen zu können, müssen verschiedene grundlegende Voraussetzungen erfüllt sein. Dazu zählt nicht nur die Sensibilisierung der jeweiligen Pflegebereiche gegenüber Gewalt, sondern zu einem sehr großen Anteil auch die Akzeptanz des Phänomens der Gewalt in der Pflege. Denn Pflege ohne einen gewissen Anteil an Gewalt gibt es nicht, in keiner Pflegeeinrichtung.

Gewaltprävention ist gekennzeichnet durch bestimmte Maßnahmen, die die Gewaltentstehung oder Entwicklung von Aggressionen gegenüber den Pflegebedürftigen verhindern sollen. Pflegende sollten in dem Bewusstsein arbeiten, dass die Bedingungen zur Entstehung von Gewalt in der Pflege ständig präsent sind und sie selbst dazu beitragen, indem sie sich durch verschiedene Belastungsfaktoren beeinflussen lassen. Durch die Sensibilisierung sind die Pflegenden in einer Position, das Potenzial der Gewalt früher erkennen zu können, im besten Fall noch bevor Gewalt entstehen kann (vgl. Osterbrink und Andratsch 2015, S. 183 ff.).

Achtsamkeit und der Blick in Bezug auf Macht- und Gewaltphänomene gegenüber den Pflegebedürftigen sollten nicht nur auf der Ebene der Pflegenden vorhanden sein. Eine große Verantwortung haben hierbei die Führungskräfte der jeweiligen Stationen, Bereiche und Pflegeeinrichtungen. Im Besonderen sind dies die Personalverantwortlichen in Teams, die für interne Präventionsprogramme wie Schulungen oder Fortbildungen sowie strukturelle Veränderungen zuständig sind. Die Stations- oder Teamleitungen sind zudem mitverantwortlich für ein angenehmes Klima im Team und zu guter Letzt sollte jeder Pflegende darauf bedacht sein, sein eigenes Verhalten und das seiner Kollegen beurteilen zu können.

Prävention ist in vielen Bereichen des Lebens wichtig. Besonders in der Medizin findet Prävention ihre Hauptbedeutung. Präventive Maßnahmen werden in primäre, sekundäre und tertiäre Aufgabenbereiche eingeteilt, so auch in der Gewaltprävention. Der Schwerpunkt präventiver Maßnahmen liegt in der Primärprävention, welche als Frühwarnsystem zur Erkennung von Gewalt verstanden wird. Zudem dient die Primärprävention der Qualitätssicherung der jeweiligen pflegerischen Einrichtung und sollte auch als Mittel gegen Gewalt in der Pflege verstanden und integriert werden.

6.1 Primärprävention

Definition

Die Primärprävention dient der Verhinderung der Gewaltentstehung in der Pflege anhand des Verstehens der verschiedenen Ursachen und Gründe von Gewalt (vgl. Borutta o. J., S. 41).

Aggressives Verhalten und Gewalt sollen durch die Anwendung primärpräventiver Maßnahmen von Beginn an erkannt und somit verhindert werden.

Primärpräventive Maßnahmen sollten auf allen Ebenen einer Pflegeeinrichtung durchgeführt werden. Sie stehen in der Verantwortung jeder einzelnen Hierarchiestufe (s. ◘ Abb. 6.1) (vgl. Schirmer et al. 2009, S. 26 ff.).

Verantwortung der Geschäftsführung

Die Geschäftsführung der jeweiligen Pflegeeinrichtung hat dafür Sorge zu tragen, dass die Arbeitsbedingungen für die Pflegenden eine adäquate Patientenversorgung möglich machen (vgl. Schirmer et al. 2009, S. 27):

- Ausreichend qualifiziertes Personal in den jeweiligen Bereichen

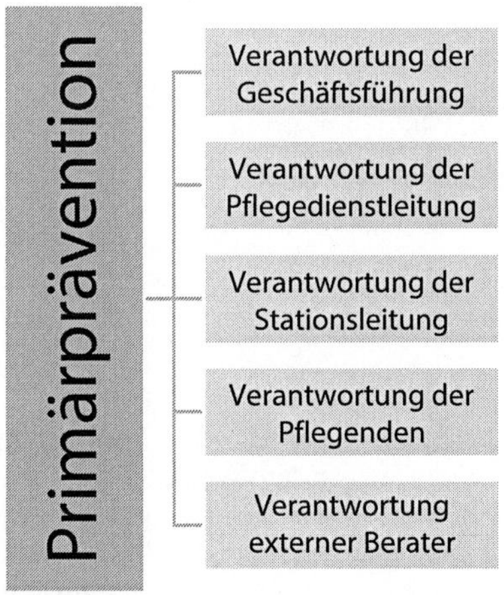

◘ **Abb. 6.1** Primärpräventive Verantwortung aller Ebenen einer Pflegeeinrichtung

- Arbeitsmaterialien
- Beschaffenheit und Ausstattung der Stationen
- Angebot von Präventionskonzepten für das Personal (Stressabbau, Sport)
- Angebot von Weiterbildungsprogrammen
- Entwicklung und Umsetzung eines Leitbildes der Pflegeeinrichtung
- Krisenkonzepte/Umgang mit Krisen
- Möglichkeiten zur Supervision

Es sollten Grundvoraussetzungen geschaffen und erfüllt werden, um dem Pflegepersonal die Möglichkeit der Sensibilisierung gegenüber Gewalt in der Pflege zu geben (vgl. Staudhammer 2018, S. 118).

■ Verantwortung der Pflegedienstleitung

Die pflegerischen Leitungen tragen die Verantwortung für die konsequente Implementierung und Durchführung aller oben aufgeführten Maßnahmen. Zudem sollten angemessene Strukturen in den jeweiligen Bereichen geschaffen werden, die es Pflegenden ermöglichen, den individuellen Berufsanforderungen nachkommen zu können. Dies sollte nicht nur auf der Ebene der Pflegenden geschehen, sondern auch mit besonderer Sorgfalt auf den jeweiligen Führungsebenen der Stationen oder Bereichen (vgl. Staudhammer 2018, S. 121).

■ Verantwortung der Stationsleitung

Die Ebene der Stationsleitung oder Teamleitung hat in der Primärprävention eine ganz große Bedeutung. Stationsleitungen sind vor Ort, sie sind präsent, kennen die verschiedenen Berufsgruppen auf ihrer Station oder Abteilung, können ihr Team beurteilen und schätzen jeden Mitarbeiter individuell ein.

Die Mitarbeiterführung ist deshalb ein großes Aufgabengebiet, also das personenbezogene Beurteilen, Fördern und

Motivieren durch Erkennen der jeweiligen Stärken und Schwächen, das Schaffen von Vertrauen durch die individuelle innere Haltung, Verlässlichkeit, Verantwortung und Vorbildfunktion der Stationsleitung.

Sie kennt nicht nur die Bedürfnisse der Pflegebedürftigen und der Mitarbeiter, sondern ist sich auch der Möglichkeiten und Grenzen zur Umsetzung der primärpräventiven Maßnahmen auf der Station bewusst.

Maßnahmen in der Verantwortung einer Stationsleitung sind:

- *Teambildende Maßnahmen:* Ist der Mitarbeiter gut in das pflegerische Team integriert und fühlt sich wohl, dann herrscht eine höhere Arbeitszufriedenheit, wodurch eine niedrige Fluktuationsrate erreicht wird
- *Dienstplangestaltung:* Dienstpläne sollten gerecht und fair gestaltet sein. Dazu gehören feste Dienstplanregeln, die jeder Mitarbeiter zu respektieren hat und die von der Stationsleitung auch umgesetzt werden sollten. Zudem zählt auch die Verteilung der jeweiligen Pflegeprofessionen in den Schichten, um eine konstante Fachexpertise aufrecht erhalten zu können. So können Überforderungen oder Überlastungen vermieden werden. Außerdem sollte natürlich die Mitarbeiterzufriedenheit durch Erfüllung von Dienstwünschen beachtet werden.
- *Präsenz:* Die Stationsleitung muss auf ihrer Station präsent sein. Sie dient als Vorbild des Teams, direkter Ansprechpartner bei Problemen oder Überforderungen und zugleich als Bindeglied zur Pflegedirektion. Ist die Stationsleitung motiviert bei der Arbeit, so überträgt sich das auf das Pflegeteam und schafft eine höhere Arbeitszufriedenheit.
- *Leitbild:* Die Entwicklung eines stationsinternen Leitbildes stellt ein klares Instrument der Professionalität des Pflegeteams dar. Dieses Leitbild sollte gemeinsam mit allen Berufsgruppen der Station entwickelt werden, um eine höhere Akzeptanz und Umsetzung zu erzielen.

- *Mitarbeitergespräche:* Jeder Mitarbeiter sollte ein festes Gespräch pro Jahr mit der Stationsleitung führen, um über eigene Erfahrungen, Stärken/Schwächen, Interessen, gewonnene Expertisen und Ziele zu sprechen. Das Mitarbeiterjahresgespräch dient zudem der individuellen Beurteilung des Mitarbeiters und der Personalentwicklung.
- *Konfliktgespräche:* Auch unangenehme Gespräche wie Konflikt- oder Krisengespräche müssen zeitnah und adäquat von einer Stationsleitung geführt werden. Dazu gehört auch, die jeweiligen Teamkonstellationen regelmäßig zu beurteilen, um Neid, Intrigen, Konkurrenzkämpfe oder Mobbing vorbeugen zu können. Kommt es nun zu Zwischenfällen im Team, muss darüber gesprochen werden, und das mit jeder beteiligten Person.

Die Führung eines Pflegeteams erfordert ein hohes Maß an Fachwissen, Empathie, Verantwortungsbewusstsein, Kommunikation sowie verschiedene soziale Kompetenzen. Ist sich die Stationsleitung über die Faktoren der Gewaltentstehung bewusst, so kann sie durch die oben aufgeführten Maßnahmen bereits präventive Rahmenbedingungen schaffen.

■ Verantwortung der Pflegenden

Jede einzelne Pflegekraft ist für sich selbst verantwortlich. Sie sollte ihre eigenen Belastbarkeitsgrenzen kennen und ihre Stärken sowie Schwächen einschätzen können. Diverse Grenzsituationen in der Pflege setzen fachliche, soziale und besonders empathische Kompetenzen der Pflegenden voraus, damit eine konstant adäquate Pflege gewährleistet werden kann. Es entstehen Belastungen und Überforderungen, die durch Selbstpflege vermieden werden können. Eine gezielte Psychohygiene ist für Pflegende sehr wichtig und unverzichtbar. Die Selbstreflexion bringt Pflegende dazu, auf ihr eigenes Wohl zu achten, auf ihre Bedürfnisse, Empfindungen oder

Emotionen Rücksicht zu nehmen, um somit die eigene Person wiederholt zu stärken. Die ersten Anzeichen von Überlastung oder Überforderung sollten ernst genommen und nicht ignoriert werden. Dazu gehört auch, um die Symptome von Stress und Burn-out zu wissen und sie bei sich und seinen Kollegen erkennen zu können. Nur eine ausgeglichene und mit sich im Reinen stehende Pflegekraft kann mit aufkommenden Frustrationen und Aggressionen umgehen.

Umgangsstrategien mit aggressiven Gefühlen (vgl. Osterbrink und Andratsch 2015, S. 197 ff.):

- Kurze Auszeit nehmen: Verlassen des Patientenzimmers oder der Station, um sich zu beruhigen
- Eigene ganzheitliche Pflege: gesunde Ernährung, Sport, positives Selbstbild entwickeln, Entspannungsübungen, positive Gedanken machen
- Kommunikation: über Aggressionen/Wut sprechen und diese dadurch loswerden
- Abreaktion: durch Schreien oder Sport Aggressionen abbauen oder die entstandene Energie anderweitig nutzen
- Inanspruchnahme von Selbsthilfegruppen, Telefonberatungsdiensten, Supervisionen

■ Verantwortung durch Einbezug externer Berater

Eine zusätzliche Hilfestellung im professionellen Umgang mit Gewalt stellt die Methode der Supervision dar. Innerhalb der Supervision werden Gespräche mit den Pflegenden und einer außenstehenden Person, dem Supervisor, geführt. Hier findet eine Beratung zu einem speziellen Aufgabengebiet statt. Pflegende können hierdurch ihr berufliches Handeln besser reflektieren. Besonders belastende Emotionen wie Aggressionen oder Wut werden in den Vordergrund gestellt. Zudem werden gesonderte Fallsituationen oder Probleme innerhalb des Teams oder strukturellen Ursprungs thematisiert. Das Ziel ist immer, gemeinsam Konfliktlösungen oder Handlungsalternativen zu erarbeiten (vgl. Schirmer et al. 2009, S. 44).

6.2 Sekundärprävention

Definition

Die Sekundärprävention umfasst deeskalierende Maßnahmen in Gewaltsituationen.

Deeskalierende Maßnahmen werden eingesetzt, wenn es unmittelbar zu Gewaltereignissen kommt. Das Ziel der sekundärpräventiven Maßnahmen beruht auf dem Erkennen von Anzeichen sowie dem Beenden von Gewaltaspekten. Die Gewaltsituation soll anhand der sekundärpräventiven Maßnahmen schnellstmöglich entschärft werden, da sie nicht von allein aufhören wird, ohne dass der Pflegebedürftige zu Schaden kommt. Das Erkennen von Gewalt ist nicht nur durch physische Symptome wie Hämatome, Quetschungen oder Prellungen gekennzeichnet, sondern spezialisiert sich auch auf psychische Anzeichen wie das Vernachlässigen der Patienten oder Überforderung der Pflegekraft (vgl. Osterbrink und Andratsch 2015, S. 187).

■ Grundregeln der Deeskalation

Definition

Deeskalation beschreibt einen Vorgang, welcher mit gezielten Maßnahmen die Entstehung von Aggressionen oder die Steigerung der Gewalt unterbindet bzw. verhindert (vgl. Bärsch und Rohde 2017, S. 68 ff.).

Ziel der Deeskalation ist die Vermeidung von aggressions- oder gewaltbedingten Beeinträchtigungen des Opfers auf allen Gewaltebenen. Denn Deeskalationsmaßnahmen sind darauf ausgerichtet, Aggressionen zu deuten, zu verstehen, zu verändern und somit zu verhindern und können somit in allen Stufen der Gewalteskalation angewandt werden (vgl. Wesuls et al. 2005, S. 18 ff.).

Allgemein lassen sich Gewaltsituationen durch spezielle Deeskalationstechniken entschärfen, welche auch in der Pflege angewandt werden können. Die Grundregeln zur Deeskalation beruhen in den meisten Fällen auf gezielten Techniken, die eine gewisse Kontrolle des eigenen Verhaltens der Pflegenden erreichen wollen. Pflegende müssen das Prinzip der Selbstkontrolle erlernen, um somit teilweise die Situation selbst entschärfen zu können.

Denn Pflegende sind selbst für die Gewaltausübung verantwortlich und können sie demnach auch durch spezielle Mechanismen unterbinden, um den Pflegebedürftigen nicht zu schaden.

1. Agieren, statt reagieren: Bevor Handlungen ausgeübt werden, sollte kurz über die Notwendigkeit oder die Folgen nachgedacht werden.

Praxistipp

Muss ich meinen Patienten jetzt unbedingt fixieren, nur weil er meinen Aufforderungen nicht nachkommt und ich eigentlich keine Zeit habe, dauerhaft in seiner Nähe zu sein, um ihn zu beobachten? Welche Ursache könnte denn seinen aktuellen Zustand beeinflussen?

2. Gedankliche Vorbereitung: Es gibt viele Situationen in der Pflege, auf die man sich von Anfang an vorbereiten kann.

Praxistipp

Wenn Sie wissen, dass Sie heute im Dienst unterbesetzt sind und es Ihnen sowieso nicht so gut geht, da es womöglich Ihr sechster Dienst in Folge ist, dann nehmen Sie Rücksicht auf Ihre Situation und entscheiden Sie sich für die Betreuung von Pflegebedürftigen, deren Aufwand Sie einschätzen können.

3. Ruhe bewahren: Stress verursacht unüberlegte Handlungen oder hastige Bewegungen, die zu einem noch höheren Stresspotenzial führen können.

Praxistipp

Lassen Sie sich nicht durch den Stress auf Station oder den Stress Ihrer Kollegen beeinflussen. Sie müssen nicht alles auf einmal durchführen und können Ihre Tätigkeiten auch priorisieren. Sind Sie doch gestresst und bemerken Ihren Zustand, atmen Sie tief ein und aus und sortieren sich neu.

4. Abstand halten: Es gibt immer Faktoren, die Aggressionen oder negative Emotionen hervorrufen können. Jede Pflegekraft sollte ihre eigenen Faktoren kennen. Erst dann kann sie sich davon entfernen, um keine ungewollten Gefühle zu entwickeln.

Praxistipp

Haben Sie in den letzten Diensten immer diesen einen Bereich oder dieses eine Zimmer betreut und sind eigentlich genervt von einem Patienten oder dessen Angehörigen? Dann wechseln Sie den Bereich. Auch, wenn es auf den ersten Blick mehr Arbeit bedeutet, wird es Ihnen besser gehen.

5. Augen auf und nicht wegschauen: Das Beobachten der Kollegen im jeweiligen Patientenumgang und auch, wie die Emotionen der Pflegebedürftigen wahrgenommen werden, gehört zum Alltag einer Pflegekraft. Werden Vorboten von Gewaltsituationen bei Kollegen erkannt oder wird eine Krisensituation beobachtet, so muss das auf allen Ebenen kommuniziert werden.

Praxistipp

Vermeiden Sie bei der Ansprache während einer Krisensituation alles, was als Drohung, Vorwurf oder Beleidigung aufgefasst werden kann. Verlangsamen Sie Ihre Sprache, um Ruhe in die Gewaltsituation zu bringen, und hören Sie dem Täter zu.

6. Hilfe: Hilfe in Anspruch zu nehmen ist kein Zeichen von Schwäche, sondern zeugt von Stärke. Jeder ist sich seiner eigenen Stärken und Schwächen bewusst und keiner ist perfekt. So ist es ganz normal, dass nicht alle Situationen im Leben mit Bravour gemeistert werden können.

Praxistipp

Bemerken Sie ein aggressives Verhalten oder verspüren Wut gegenüber Pflegebedürftigen? Sind Sie gestresst und finden keine Ruhe? Dann holen Sie sich Hilfe! Reden Sie über Ihre Gefühle oder Emotionen und spielen Sie nicht die Rolle der perfekten Pflegekraft, denn diese gibt es nicht.

6.3 Tertiärprävention

Definition

Die Ebene der Tertiärprävention beschreibt die Nachbearbeitung eines bereits geschehenen Gewaltereignisses anhand einer Analyse der Gewaltsituation. Zudem beschäftigt sie sich auch mit den Konsequenzen des Täters.

Ziel der Tertiärprävention ist das Vermeiden weiterer Gewaltgeschehnisse. Hier beschäftigt man sich intensiv mit der Nach- bzw. Aufbereitung bereits vorgefallener Gewaltsituationen (vgl. Borutta o. J., S. 41). Die Ursachen, die Vorgehensweise und deren Folgen für Opfer und Täter werden analysiert. Die Analyse der Gewaltsituation geschieht in der Regel in Form eines Gespräches mit dem Vorgesetzten. In der Pflege sind dies die mittlere und höhere Führungsebene, also die Stations- und Pflegedienstleitung. Während eines Gespräches wird dem Betroffenen die Möglichkeit gegeben, sein aggressives oder gewalttätiges Verhalten zu reflektieren:

- Was könnten die Ursachen gewesen sein?
- War dies der erste Vorfall oder gab es schon mehrere, die vielleicht nicht aufgefallen oder gemeldet worden sind?

- In welchen Bereichen braucht der Pflegende Unterstützung?
- Hat er private Probleme, die ihn belasten?
- Inwiefern ist er überlastet?

Dieses Gespräch wird in der Regel anfangs mit dem Betroffenen allein geführt und es werden auch die Konsequenzen für seine Tat erläutert. Diese hängen enorm vom Schweregrad seiner Tat ab und können von einer Abmahnung bis hin zur Kündigung mit einem rechtlichen Verfahren liegen.

Im Nachhinein sollte anhand einer Fallbesprechung oder Teamsitzung mit einem externen Berater im Rahmen einer Supervision die vorgefallene Situation im ganzen Team besprochen werden, mit dem Ziel, dass es bei dieser einen Gewaltsituation bleibt und die Belastungsfaktoren der jeweiligen Pflegenden minimiert werden.

Literatur

Bärsch T, Rohde M (2017) Deeskalation in der Pflege. BoD – Books on Demand, Norderstedt

Borutta M (o. J.) www.bpa.de. ► http://www.bpa.de/fileadmin/user_upload/MAIN-bilder/NW/Prof._Dr._Borutta_Gewalpraevention_in_Pflegeeinrichtung.pdf. Zugegriffen: 26. Juli 2016

Osterbrink J, Andratsch F (2015) Gewalt in der Pflege – Wie es dazu kommt. Wie man sie erkennt. Was wir dagegen tun können, 1. Aufl. Beck, München

Schirmer U, Mayer M, Vaclav J, Papenberg W, Martin V, Gaschler F, Özköylü S (2009) Prävention von Aggression und Gewalt in der Pflege – Grundlagen und Praxis des Aggressionsmanagements für Psychiatrie und Gerontopsychiatrie, 2. Aufl. Schlütersche, Hannover

Staudhammer M (2018) Prävention von Machtmissbrauch und Gewalt in der Pflege, 1. Aufl. Springer, Berlin

Wesuls R, Heinzmann T, Brinker L (2005) Professionelles Deeskalationsmanagement (ProDeMa) – Praxisleitfaden zum Umgang mit Gewalt und Aggression in den Gesundheitsberufen. Maxmedia Karlsruhe, Stuttgart

Serviceteil

A. Schünemann, *Nur gut gemeint?*, Top im Gesundheitsjob, https://doi.org/10.1007/978-3-662-60574-5

Quellenverzeichnis

Altenpflegeschueler.de (o. J.) www.altenpflegeschueler.de. ► http://www.altenpflegeschueler.de/sonstige/gewalt-in-der-pflege/. Zugegriffen: 3. Juni 2016

Bibliographisches Institut (o. J.) www.duden.de. ► http://www.duden.de/rechtschreibung/Aggression. Zugegriffen: 31. Mai 2016

Isfort M, Weidner F, Gehlen D (o. J.a) Riskante Personalsituation auf Intensivstation. Die Schwester Der Pfleger 51:748–753

Isfort M, Weidner F, Gehlen D (o. J.b) www.dip.de. ► http://www.dip.de/fileadmin/data/pdf/projekte/Pflege_Thermometer_2012.pdf. Zugegriffen: 24. Juli 2016

Lieske J (2006) Gewalt in der stationären Altenpflege. GRIN Verlag GmbH, Norderstedt

Norddeutscher Rundfunk (o. J.) www.ndr.de. ► https://www.ndr.de/nachrichten/niedersachsen/oldenburg_ostfriesland/Serienmoerder-Niels-H-Wie-viele-Opfer-gibt-es,klinikmorde106.html. Zugegriffen: 5. Juli 2016

ProDeMa® (o. J.). www.prodema-online.de. ► https://prodema-online.de/professionelles-deeskalationsmanagement/unser-konzept/stufenmodell/. Zugegriffen: 21. Juli 2016

Ruthemann U (1993) Aggression und Gewalt im Altenheim – Verständnishilfen und Lösungswege für die Praxis. RECOM, Basel

Schäfer S, Kirsch F, Scheuermann G, Wagner R (2011) Fachpflege Beatmung, 1. Aufl. München: Urban & Fischer, Elsevier GmbH

Schuster E, Schäfer-Hohmann M, Müller-Geib, W (2009) Gewalt - Eine interdisziplinäre Betrachtung, 1. Aufl. St. Ottilien: EOS.

Sinn JM (o. J.) Und bist du nicht willig. Intensiv – Fachzeitschrift für Intensivpflege und Anästhesie 2(16):90–94

Tim Bärsch MR (2017) Deeskalation in der Pflege, 3. Aufl. Norderstedt: BoD – Books on Demeand

Weidner F, Tucman D, Jacobs P (2017) Gewalt in der Pflege – Erfahrungen und Einschätzungen von Pflegefachpersonen und Schülern der Pflegeberufe. DIP – Deutsches Institut für angewandte Pflegeforschung e. V., Köln

Stichwortverzeichnis

A

B

D

E

F

P

Q

R

S

T

U

V

W

Z